JN194923

最先端がん治療

10,000例を超える圧倒的な症例実績

自分のNK細胞を活性化してがんを治す

がん臨床医が語る
30人の改善症例

【監修】
日比谷内幸町クリニック院長 禹 雅祥
博多駅前クリニック院長 松本 綾子
【著】
ジャーナリスト 石川 真理子

はじめに――「免疫」は天からの贈り物

今、がん難民といわれている患者さんが増えています。

がん難民とは主治医から「治療法がない」と宣告され、他に治療してくれる医師や病院を求めて転々とせざるを得ない状況にある患者さんたちのことを指しています。

そうした患者さんの多くが、これまで希望を失わないよう自ら叱咤激励しながら、治療に励んできました。がん治療につきものの副作用によって心身共に苦しみながらも、なんとかして治したいと願ってきたのです。

そのあげく「治療法がない」では、あまりに酷ではないでしょうか。残る道はがんがもたらす苦痛をやわらげる「緩和策」しかないのであれば、本当に残念です。

私のクリニックには、このように主治医から「緩和策」を申し渡された患者さんが数多く訪れます。

信頼していた主治医からつらい宣告を受けたにもかかわらず、まだ他に治療法があるのではないかと探されるということに、私はまず心を打たれます。どうにかしてこのような患者さんを救いたい、そう思うのは医師として当然です。

私はかねてから、通常治療といわれる従来のがん治療のあり方について疑問を抱いてきました。抗がん剤による化学療法、放射線療法、手術といった三大治療法を否定するのではありませんし、これらがまったく無効だとは考えていません。しかし、絶対的な方法ではないこともまた事実です。

肺がんであれば呼吸器科で受診し、肝臓に転移したら消化器科で治療、といったように科をたらい回しにされるような点も非常に問題です。

がんは10年以上の月日を掛けて発生します。その発生メカニズムを考慮すれば、慢性疾患として受け止めていいはずです。

このように受け止めると、がんは集学的治療を基本にすべきだという考え方ができるようになります。

糖尿病や高血圧のような他の慢性疾患と同様、コントロールしながらがんとつき合っていくことは、方法次第では決して難しいことではなく、また恐ろしいことでもありません。

高度活性化ＮＫ細胞療法は、このような観点に立った治療法です。現在、第四の治療法として注目されている免疫細胞療法の中でも比較的早い段階からあった方法に研鑽を重ね、より安心かつ効果的にした治療法が高度活性化ＮＫ細胞療法です。

私たちの体には、もともと病気や怪我を克服する「免疫」という自然力が備わっています。それは素晴らしい能力です。

高度活性化ＮＫ細胞療法は、自然の力「免疫」を使った治療法です。

簡単にいえば、患者さん自身の免疫力をパワーアップさせることによって、がん細胞をやっつけてしまうのです。

患者さん自身の血液から免疫細胞を採取して使うので、副作用はありません。

患者さんの中には、免疫活性が向上することで、日常生活を楽に過ごせる方もいます。

慢性疾患としてがんとつき合うという発想も大切だと申し上げましたが、高度活性化ＮＫ細胞療法の治療現場では、がんが縮小したり、消失してしまうことも少なくありません。

高度活性化ＮＫ細胞療法を用いるようになって何年にもなりますが、医師である私でさえ高度活性化ＮＫ細胞療法に驚かされることが今も多いのです。

このような治療法がもっと一般化していけば、患者のＱＯＬ（生活の質）の向上が望めるものと思われます。

それほど高度活性化ＮＫ細胞療法には大きな可能性が秘められているのです。

本書は、高度活性化ＮＫ細胞療法について、より深く理解していただくのを目的に書かれました。

また、最先端の免疫細胞療法である複合免疫細胞療法についても触れています。

この本を手に取る方の多くは、すでに何らかのがん治療を経験している患者さんか、あるいはそのご家族など周囲の人達でしょう。「何か方法はないか」とすがるような思いで手に取った方も中にはいらっしゃると思われます。

私はそうしたすべての方々に、申し上げたいと思います。

決して希望を捨てないでください。必ず治療の手段はあります。

高度活性化ＮＫ細胞療法や複合免疫細胞療法について知ることが、治療への希望へとつながることになれば非常にうれしく思います。

二〇一八年　十二月 吉日

日比谷内幸町クリニック院長　禹　雅祥

目次／自分のＮＫ細胞を活性化してがんを治す

はじめに――「免疫」は天からの贈り物

第1章　最先端の免疫細胞療法の有効性

①「がんとは何か」を復習しよう…！ 18

悪性腫瘍と良性腫瘍の大きな違いとは？ 18

なぜがんになってしまうのか？ 19

老化ががんを引き起こす？ 20

1㎝のがん細胞は約15年間、生きてきた 22

ニッポンは長寿国ゆえのがん大国 23

②三大治療法のメリットとデメリット 26

患者さん・ご家族を悩ます三大治療法の副作用 26

最も古く現在も主流の「外科療法」 27
専門医の技術に左右される放射線療法 28
代表的な全身治療とされてきた化学療法 30
増え続ける「がん難民」 32
③何のためにがんと闘うのか？ 34
がんを克服することだけが目的でしょうか 34
第四の治療法に頼らざるを得ない時代が来ている 36
いろいろな免疫細胞療法の比較 38
免疫細胞療法についての正しい知識が必要 42

第2章 免疫はどんな働きをするのか？

①免疫についての基礎知識 46

「免疫」とは何か？　46
「治す力」を発揮する免疫細胞の種類　47
②単球から分化した「マクロファージ」と「樹状細胞」　49
自然免疫を担う「マクロファージ」　49
樹状細胞（自然免疫と獲得免疫をつなぐ）　50
リンパ球から分化した三つの免疫細胞　52
顆粒球から分化した細胞　54
③奇跡の連係プレー！　驚くべき免疫の活躍　57
不快な症状が出たときは免疫力が総動員　57
自然免疫部隊がいち早く出動　59
獲得免疫部隊が高度な活動を展開　66
④ねらい打ちのT細胞より何でも攻撃のNK細胞　70
なぜ、NK細胞ががん治療に効果を発揮できるのか？　70

選ばれしエリート、T細胞の働き　70
T細胞ならではの能力が、がん治療では足かせに　72
自由自在・応用自在が強みになる　76

⑤健康のカギを握るNK細胞　78
30歳以降になると活性が急低下するNK細胞　78
NK細胞活性は微妙なバランスで保たれる　81

⑥高度活性化NK細胞療法のメカニズム　83
患者さんの血液を用いる完全オーダーメイド治療　83
NK細胞の培養は体外で行うのが重要　84
技術と手間をかけてNK細胞を分離――高度活性化NK細胞療法の流れ　85
厳重な管理のもとで行われる培養　86

⑦高度活性化NK細胞療法の可能性　91
どんながんにも効果を発揮する　91

進行がん・末期がんでもあきらめる必要はまったくナシ　93
再発や転移がんにも適応する　95
再発の予防としても高い有効性　97
生活習慣病の予防としても　98
⑧通常治療との併用で治療全体の効果が上がる　101
手術との併用でダメージを最小限に抑える　101
休薬期間の利用で免疫力をベストな状態へ　102
希望を持つことはがん治療に不可欠　103

第3章……高度活性化NK細胞療法の実際

①「あきらめない治療」——高度活性化NK細胞療法　114
がんを発症したからといって、絶望することはない　114

②がんを乗りこえた患者さんたち… 116

症例1 膵臓がん↓肝臓・肺・胸膜へ転移（51歳 Nさん 女性） 116
症例2 膵臓がん↓肝臓へ転移（57歳 Oさん 男性） 120
症例3 膵臓がん（75歳 Nさん 男性） 123
症例4 膵臓がん↓ 肝臓へ移転（65歳 Tさん 男性） 125
症例5 肺がん（75歳 Sさん 女性） 128
症例6 肺がん（56歳 Bさん 男性） 132
症例7 肺がん（81歳 Aさん 男性） 134
症例8 肺がん↓肺内多発転移・リンパ節転移 136
症例9 肺がん（67歳 Tさん 女性） 139
症例10 直腸がん↓多発性肝転移（68歳 Kさん 男性） 1 41
症例11 大腸がん↓肝臓へ転移（65歳 Wさん 男性） 145
症例12 大腸がん↓多発肝転移（64歳 Iさん 女性） 146
症例13 胃がん↓腹膜播種（68歳 Yさん 女性） 150

症例14 胃がん（49歳 Uさん 男性） 152
症例15 胆管がん（71歳 Kさん 男性） 154
症例16 胆管がん↓肝臓・リンパ節転移（39歳 Uさん女性） 155
症例17 胆管がん（61歳 Sさん 男性） 158
症例18 肝臓がん（70歳 Eさん 男性） 159
症例19 肝臓がん（92歳 Cさん 女性） 163
症例20 肝臓がん（74歳 Yさん 男性） 166
症例21 乳がん↓肝臓・多発性骨転移（49歳 Fさん 女性） 168
症例22 乳がん↓リンパ節転移（39歳 Wさん 女性） 171
症例23 子宮頸がん（子宮がん）↓肝臓へ転移（39歳 Mさん 女性） 173
症例24 膀胱がん（76歳 Wさん 男性） 176
症例25 尿管がん（73歳 Fさん 男性） 179
症例26 前立腺がん↓骨転移（67歳 Aさん 男性） 183
症例27 食道がん↓リンパ節転移（69歳 Oさん 女性） 185

症例28 卵巣がん→腹膜へ転移（68歳 Yさん 女性） 188
症例29 胆嚢がん（69歳 Hさん 男性） 191
症例30 悪性リンパ腫（70歳 Nさん 男性） 194

第4章 免疫細胞療法の最前線

①高度活性化NK細胞療法の応用技術で複合免疫細胞療法を確立 198
新時代のがん治療法として注目を集めています 198
三つの免疫細胞が組み合わされた複合免疫細胞 199
「ねらい打ち」のカギを握る樹状細胞 200
メカニズムと治療の流れ 203
複合免疫細胞療法のメカニズム 204
複合免疫細胞療法の治療の流れ 206

②複合免疫細胞療法のメリット　210
一度の採血で3種類の免疫細胞療法を受けられる　210
副作用の心配がありません　212
生活の質（QOL）を高く維持できます　212
相乗効果や副作用の軽減にも　213

第5章……ここが知りたい免疫細胞療法Q&A

Q1 免疫細胞療法とはどのような治療法ですか？　216
Q2 高度活性化NK細胞療法とはどのような治療法ですか？　217
Q3 複合免疫細胞療法とはどのような治療法ですか？　218
Q4 エビデンス（科学的根拠）はありますか？　219
Q5 副作用はありますか？　220
Q6 がんの部位によって有効性の違いはありますか？　220

Q7 他の治療との併用は可能ですか？ 221
Q8 化学療法（抗がん剤）や放射線療法との併用は可能ですか？ 221
Q9 再発予防にと考えていますがどうですか？ 222

▼初診相談治療についてのQ&A

Q1 初診相談には、必ず患者本人が行かないといけませんか？ 223
Q2 診察スケジュールはどうなりますか？ 223
Q3 初診相談時に必要な物はありますか？ 224
Q4 初診相談時に検査はありますか？ 225
Q5 高度活性化ＮＫ細胞療法の治療（採血・投与）スケジュールはどうなっているのですか？ 225
Q6 通院できる状態ではないのですが、診療は可能ですか？ 226
Q7 健康保険は使えますか？ 226
あとがき――高度活性化ＮＫ細胞療法は希望の治療

第1章

最先端の免疫細胞療法の有効性

がんを乗り越えるには標準治療の
“三大治療法”だけでは闘えない…！

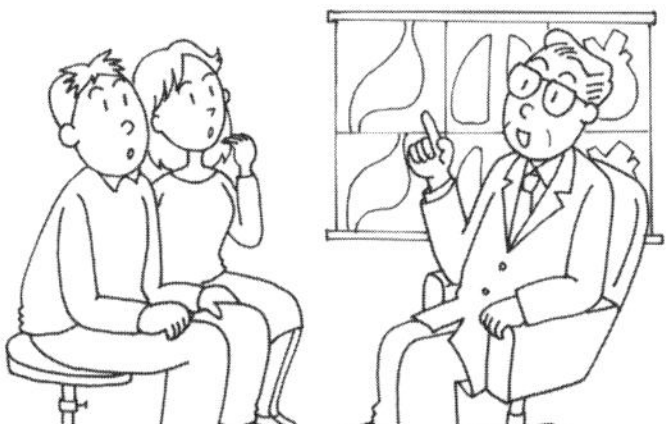

1 「がんとは何か」を復習しよう…！

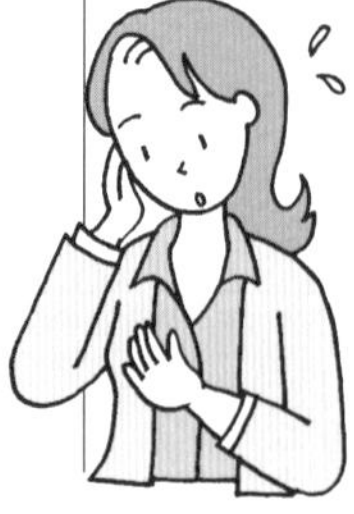

悪性腫瘍と良性腫瘍の大きな違いとは？

がんの治療についてよりよく理解するためには、「そもそもがんとは何なのか？」という基本的なことをふまえておいたほうが良いでしょう。

この本を手に取られた方の多くは「そんなことはもう充分すぎるほど勉強したのに」と思われるかも知れません。

でも、あえてもう一度おさらいしてみることにします。少しだけおつき合いください。

ごく一般的な話で、がんとは「悪性腫瘍」のことを意味しています。

よく、「腫瘍が見つかったけど良性だったから良かった」などという会話を聞きますね。ご存じのように同じ腫瘍でも良性ならば命を奪われることはありません。ここにまず良性腫瘍と悪性腫瘍の大きな違いがあります。さらに、悪性腫瘍には次のような特徴があります。

▼浸潤……がん細胞が臓器など疾患部分の中に散らばったり沈み込んでいったりすること。
▼転移……がん細胞が離れた他の臓器に飛んで発生すること。

なぜがんになってしまうのか？

がん細胞とはウィルスのように「外から体内に入ってくる悪者」でないことは習知の通りです。がん細胞は、「がん細胞」に発展する前は、私たち自身の体を形作っている細胞の一つだったのです。

私たちの体は、なんと60兆個もの細胞から成り立っています。その星の数ほどある細胞たちは、常に分裂と増殖をくり返しています。

古い細胞が死んで新たな細胞が生まれる、そのサイクルが順調に流れている中で、私たちの健康は保たれているといってもいいでしょう。

しかし、ある時何らかの原因で遺伝子に異常が発生し、突然変異が起こったとします。すると細胞は死なずに分裂をくり返し、果てしなく増殖していってしまいます。

細胞が死なない。増え続ける。これががん細胞です。そして、先のような浸潤と転移という特徴を持ち、局所疾患から全身疾患へと進んでいってしまうのです。「何らかの原因」というのは、過度の喫煙、紫外線、化学物質、放射線物質などがあげられるほか、遺伝的な原因も考えられるというのが一般的です。

老化ががんを引き起こす?

がん細胞は健康な人の体内でも1日あたり5000個もできるというショッキングな事実が最近の研究でわかりました。

ではなぜある人はがんが発症し、ある人は発症せずに済むのでしょうか。

それはズバリ、免疫力の違いです。免疫力とは「病気を免れる力」、つまり、私たち人間にそもそも備わっている「治す力」のことです。

ちょっとした切り傷などができた時、たいした治療もせず放っておいてもいつの間にか治っていますね。これこそ「治す力」の威力です。

「治す力」が充分であれば、１日５０００個ものがん細胞も、免疫細胞（リンパ球）の攻撃によって死滅してしまいます。

しかし免疫力が低下している状態だと免疫細胞が、がん細胞を攻撃しきれなくなってしまいます。つまり、攻撃を免れたがん細胞がまんまと生き残ってしまうのです。

「治す力」が低下してしまうことは、若い時でもあります。

けれど、どれほど元気で健康に自信がある人だったとしても、40歳を境として、それまでの「治す力」とは比べものにならないほど、免疫力は低下してしまいます。

40代を迎える頃から、誰でも「年だなぁ」などと感じるものではないでしょうか。

疲れやすくなった、風邪をひきやすくなった、という方は少なくないはずです。また、白髪が目立つ、髪が薄くなってきた、シワやシミなどが目立つようになってきた、と感じる人もこの年齢になると格段に増えてきます。これらも実は免疫力が関係しています。「治す力」「回復させる力」が衰えてきたことの表れなのです。

さて、生き残ったがん細胞は着々と増殖をくり返していきます。１個が2個へ、２個が4個へと、その増え方は倍々式です。

1㎝のがん細胞は約15年間、生きてきた

昨今は多くの人ががん検診を受けるようになりました。そうした検査で発見できるがんは、最小の大きさで1㎝です。残念ながら1㎝以下では、滅多に見つけることができません。

ところで、1㎝の大きさにがんが成長するまでに、どれぐらいの時間がかかったと思いますか?

こんな小さながんですが、そこまで成長するには十億個の細胞が必要となります。そして細胞分裂の回数は約30回に達します。

30回もの細胞分裂をくり返すには、個人差があるにせよ、おおむね10年から15年といわれています。

ですから、発見された時、すでに3㎝だったという場合、がん細胞ができてから数十年の時間が経っていると考えて差し支えありません。

もし50歳でがん細胞ができたとしましょう。1㎝のがんが発見されるまでに15年。つまり65歳ごろです。検査で見つけることができずさらに増殖し、発見した時はすでに3～4㎝だったとしたら、80歳になっているかもしれません。

近代に入って人間の寿命は格段に延びました。江戸時代の日本人の平均寿命は、50歳とも60歳ともいわれています。今では50歳代といったら「まだまだ若い」と受け止められますが、その頃はすでに老境です。

人間が長生きをするようになったのは素晴らしいことです。しかし、がんという病気の側面から見てみると、長生きするようになったためにがんという病気も増えたといえます。

ニッポンは長寿国ゆえのがん大国

還暦を過ぎたあたりから、「最近、友人知人の中にがんを患っている人が増えた」という人が増えてきます。

それもそのはず、今や日本人の二人に一人ががんにかかり、三人に一人ががんで他界しているというデータが出ているのです。

あまりにも多いと感じますよね。実際、これは世界一の割合なのです。

日本が世界一の長寿国であることはよく知られています。日本人の平均寿命は男性79・59歳。女性の場合は86・44歳（平成22年現在）で世界一です。

がんは老化が大きな原因でもありますから、世界一の長寿国である日本は、世界一のがん大国にもなってしまったというわけです。

街を歩いていて偶然すれ違った人が、自分と同じがん患者だった、などということは、もう珍しいことではないかもしれません。

これほど多くの人ががんを患っているのです。がんをどう受け止め、がんとどのように闘っていくかということは、個人の人生にとって重要であると同時に、日本にとっても真剣に取り組まなければならない問題といえるでしょう。

二人に一人とまでいわれる数の患者さんが受けている治療は、多くが三大治療法といわれるものです。

三大治療法とは、「外科療法（手術）」「放射線療法」「化学療法（抗がん剤等）」のことをいいます。

ここでがんの三大治療法について、あらためて考えてみたいと思います。

COLUMN

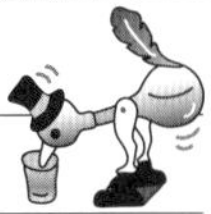

世界一の長寿国である日本は、世界一のがん大国でもある

●多くの人ががんと闘っています

日本が世界一の長寿国であることはよく知られています。日本人の平均寿命は2010年現在、男性79.59歳、女性86.44歳で世界一です。がんは老化が大きな原因でもありますから、世界一の長寿国である日本は、世界一のがん大国にもなってしまったというわけです。街を歩いていて偶然すれ違った人が、自分と同じがん患者だった、などということは、もう珍しいことではないかもしれません。これほど多くの人ががんを患っているのです。がんをどう受け止め、がんとどのように闘っていくかということは、個人の人生にとって重要であると同時に、日本にとっても真剣に取り組まなければならない問題といえるでしょう。

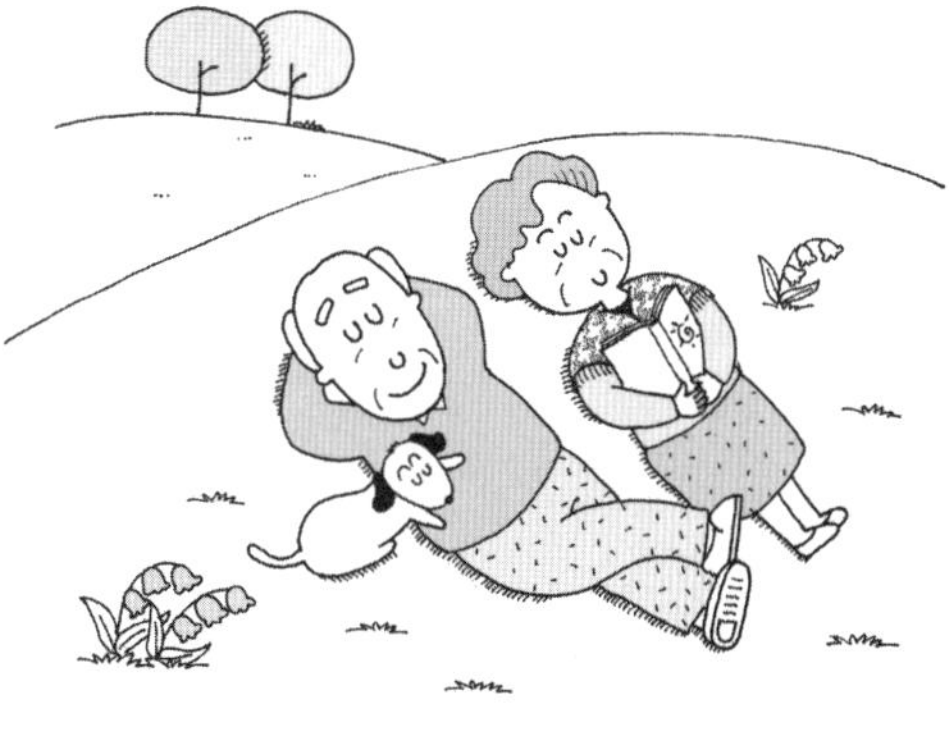

2 三大治療法のメリットとデメリット

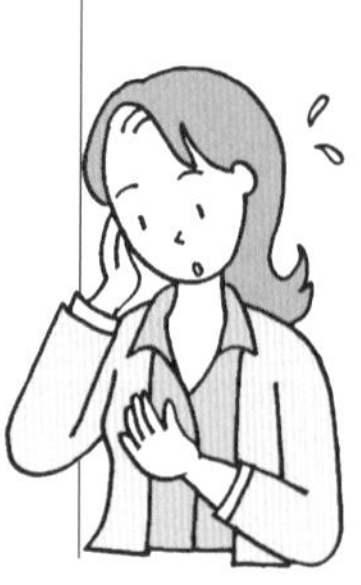

患者さん・ご家族を悩ます三大治療法の副作用

読者の方の中には、もうすでに三大治療法を受けておられる方もいらっしゃることでしょう。

「外科療法（手術）」「放射線療法」「化学療法（抗がん剤等）」のいずれか、あるいは、組み合わせて治療を進められているかもしれません。

がんの初期の場合はできるだけ手術で病巣を取り去ることが選択されます。それが無理なケースである場合は、放射線療法や抗がん剤による治療法で対応するというのが今日の一般的な治療法です。

しかし、よく知られているようにいずれの場合も深刻な副作用をはじめとする問題点を抱えており、患者さんとそのご家族の悩みとなっています。

ただし、三大治療法はすべて否定しなければならないわけではありません。メリットとデメリットをよく整理してみましょう。

最も古く現在も主流の「外科療法」

がん細胞を手術によって摘出する方法が外科療法です。例えば胃の一部にがんがある場合は、その部分をそっくり摘出してしまいます。

この方法はがん治療の中では最も古いものです。そして、現在も主流となっている治療法です。

「白血病など血液細胞のがん以外であること」「がんが転移しておらず、原発部位にとどまっている」という条件をクリアしていれば、たいていのがんに対して有効であり、完治する可能性も高いといわれています。

そのうえ麻酔薬や麻酔法の進歩、抗生物質による感染予防策が高度化したことによって、外科療法の有効性はさらにアップしました。

また、内視鏡手術の技術が進歩したことによって、メスで大きな切開をする必要もなくなりました。傷口が極めて小さくて済みますから、回復も早くなります。内視鏡手術は、胃、大腸、肝臓、食道などの消化器系のがんや、肺がんに行われることが多くなっています。

これらのことは外科療法の大きなメリットといえるでしょう。

では、デメリットには何があるのでしょうか。

まず、手術による後遺症の恐れです。

切除するのはがん細胞だけではありません。どうしてもその周辺組織に及ばざるを得ません。そのため何らかの後遺症が生じる場合があるのです。

生活の質＝ＱＯＬ（Quality of Life）も低くなってしまいます。例えば、胃がんを治療した場合、術後の食生活には再三の注意が必要となってきます。

専門医の技術に左右される放射線療法

放射線療法は放射線専門医が行う、がんを直接的に治療する方法です。

Ｘ線やガンマ線、電子線などの放射線をがん組織そのものに照射していきます。その際、「透過性」といって放射線は皮膚や正常な臓器を通過していきます。そのため直接がん細胞のＤ

NAを攻撃してやっつけることができるのです。外科手術では切除できないような深い部位にあるがんでも、体の正常な機能を損なうことなく治療できるという点は、放射線療法の最大のメリットといえるでしょう。特に早期の皮膚がんや口腔がん、子宮頸がん、悪性リンパ腫などは、死滅させることも可能だとされています。

一方デメリットは、「専門医の腕次第」ということがまずあげられます。コンピューターなど制御システムの発達で照射の精度は高くなっているものの、やはり最終的には「人の手」、つまり放射線専門医の技術力がものをいいます。正常細胞を傷つける可能性が、常につきまとっていることは、デメリットといわざるを得ません。

また、放射線の照射量にも不安があります。コンピューターなどを駆使して線量や治療が事細かに計画されたうえで実施されるものの、放射線の過剰照射、あるいは過小照射が生じる場合があります。過剰照射の場合、最悪は死に至るケースもありますし、過小照射ではせっかく手術を受けても効果が見られません。

もう一つのデメリットは放射線による副作用です。代表的なのは白血球の減少です。また、吐き気や貧血、皮膚の炎症、胃粘膜の損傷、生殖器の障害などが生じることがあります。これは細胞分裂の速度が速い場所に影響があるためです。そのうえ、放射線そのものに発がん性があります。

これらの危険性は放射線療法では避けられないデメリットなのです。

代表的な全身治療とされてきた化学療法

がんのほとんどは自覚症状のないまま進行します。そのため見つかった時にはすでに転移していたというケースも少なくありません。そうなると手術のように局所に対応する治療法ではなく、全身治療を行うことになります。

代表的な方法は抗がん剤による治療です。

がんの種類や部位、進行度などさまざまなことを考慮したうえで、点滴や内服などで行われます。その際、多種多様な抗がん剤が患者さんに応じて組み合わされます。

細胞レベルのがんを攻撃することができる、抗がん剤の内容を変えながらくり返し治療できる。これが抗がん剤治療のメリットといえます。

ところで、なぜ抗がん剤はがん細胞を攻撃できるのでしょうか。それは、がん細胞の特徴の一つである「増殖が速い」という点を押さえているからです。

しかし、残念なことに私たちの体の中には、がん細胞よりも速く増殖する細胞がたくさんあるのです。このことが皆さんもよくご存じの、抗がん剤による深刻な副作用を引き起こすことになります。

腸管の上皮細胞、毛根の細胞、免疫系のリンパ球。これらはいずれもがん細胞よりも速い速度で増殖します。そのため抗がん剤を投与すると、これらの細胞が傷つけられて、吐き気や抜け毛などの副作用が起きるのです。リンパ球が急激に減ってしまえば体の免疫力も著しく低下します。そのため感染症にかかりやすくなってしまいますし、がんに対する抵抗力そのものまで低下してしまいます。

こうなると患者さんのＱＯＬは著しく低いものとなってしまいます。

また、投与されている抗がん剤に対する耐性ががんの方にできてしまうこともあり、その場合、がんが再び大きくなることも希ではありません。

この最初に使った抗がん剤は、「ファーストライン」と称されます。これが効かないということになると、次のステップとして「セカンドライン」の抗がん剤が投与されることになります。

これで効果を得られることもあります。しかし、「ファーストライン」が効かなくなったように、「セカンドライン」も効果を失う状態になることもあります。

その場合、「サードライン」へと進みます。

このように抗がん剤の種類や組み合わせを変えながら治療を重ねていくことになりますが、「セカンドライン」「サードライン」は、いずれも「ファーストライン」ほどの効果を得られないのが実情です。というのも、抗がん剤の耐性というのは、ある一定の薬に対してだけの耐性ではなく、広い範囲の抗がん剤への耐性となって現れるからなのです。

セカンド、サード、と段階を踏んで、それでもがんが治療できなかった場合、医師は「打つ手がもうありません」と宣言せざるを得なくなります。

増え続ける「がん難民」

担当医から「もう治療法がありません」「今後は緩和策しか……」と宣告される患者さんは決して少なくありません。

そうした患者さんは、救いを求めて数々の病院を渡り歩き、あるいはさまざまな民間療法（代替療法）を渡り歩く結果になっています。このような患者さんのことを、「がん難民」と称しているのですが、その数が年々増加しています。

がんの三大治療法である標準治療ではもう対処できない「がん難民」が増えているということは、三大治療法の限界を表していることではないでしょうか。

これ以上「がん難民」を増やさないためには、もはや次の一手となる治療法が必要不可欠なのです。

3　何のためにがんと闘うのか？

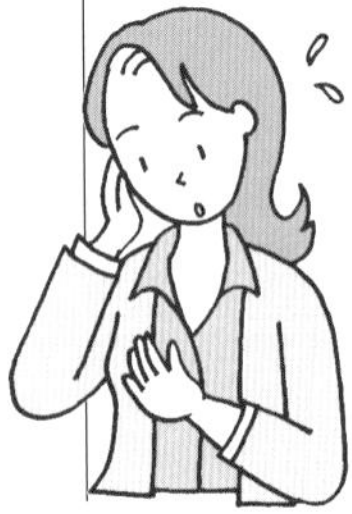

がんを克服することだけが目的でしょうか

がんを宣告された際、私たちは当然ながら「これからがんと闘わなければならない」という意識を抱きます。

それは「これからがん治療の想像を絶する副作用の苦しみに耐えて、闘う意志を持ち続けなければならない」という意味でもあるのではないでしょうか。

それほどがんの治療につきものの副作用は私たちを震撼させるものなのです。

ここで、もう一度、考えてみましょう。

私たちは何のためにがんと闘おうとしているのでしょうか。

がんを克服することだけが目的でしょうか。そうではなくて、その先にある「人生」のために闘うのではないでしょうか。

がんを克服した後の「人生」とはつらく苦しいものではなく、健康で明るく希望を持って生きている、そんな人生であるはずです。その人生を得ようとするからこそ、深刻な副作用も「一時的な苦しみ」として、受け入れようと覚悟できるはずです。

しかし、治療を受けている最中も「人生」には変わりありません。そして、治療中の人生の質、つまり、ＱＯＬがあまりにも低下してしまうことは、単にがん治療という観点だけで見ても決して望ましいものではありません。先の三大治療法の説明で述べた通り、免疫力が弱まり、元気になるどころか逆に病状が悪化することさえあるからです。

これからのがん治療には、これまでのような「単にがんを克服する」という考え方だけではなく、ＱＯＬを考慮する必要があります。

深刻な副作用が生じない治療を行うことによって、患者さんに身体的・精神的負担をかけずに済めば、おのずとＱＯＬの低下は防ぐことができるでしょう。

病気だからといって、我慢続きの毎日では気分もめいってしまいます。人は美味しいものをいただき、ゆっくり落ち着いた睡眠を取り、好きな趣味を楽しんだり、やりがいのある仕事をすることによって幸せを感じるものですし、さらには生きていく希望、生き甲斐なども感じるようになっていくものです。

そして、希望を持って生きることは、なんといっても免疫の力を向上させ、がんと闘う力になり得るのです。

つらい副作用に耐え、無理に無理を重ねるよりも、ずっと効果的な治療にさえなるかもしれません。

それほど免疫力は重要な「治す力」となるのです。

がんを克服することだけが目的ではなく、あくまでそれは途中経過に過ぎません。本当の目的は、がんになっても自分によりふさわしい治療を選択し、希望のある人生を生きることではないでしょうか。

治療はそのためにあるものです。

第四の治療法に頼らざるを得ない時代が来ている

近年、患者さんのQOLを配慮した「安心で心身にやさしい治療法」として注目されてきたのが免疫細胞療法です。

COLUMN

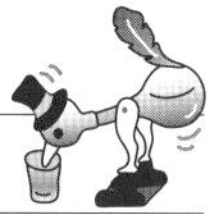

これからのがん治療は、QOL を考慮する必要がある。

●生きていく希望と生き甲斐を大切にして

深刻な副作用が生じない治療を行うことによって、患者さんに身体的・精神的負担をかけずに済めば、おのずと QOL の低下は防ぐことができるでしょう。

病気だからといって、我慢続きの毎日では気分もめいってしまいます。人は美味しいものをいただき、ゆっくり落ち着いた睡眠を取り、好きな趣味を楽しんだり、やりがいのある仕事をすることによって幸せを感じるものですし、さらには生きていく希望、生き甲斐なども感じるようになっていくものです。

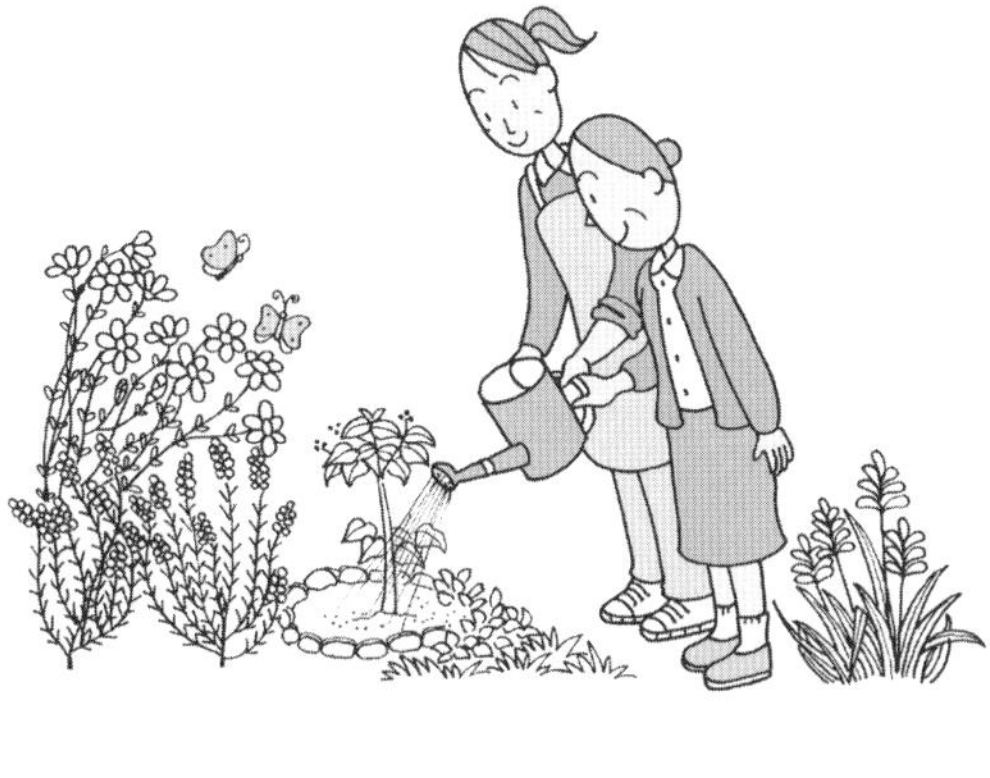

免疫細胞療法は標準治療である三大治療法に対して、第四の治療法ともいわれています。すでに述べてきたように、私たちにはそもそも「治る力」が備わっています。それが免疫です。免疫細胞療法とは、ごく簡単にいってしまえば私たちの「治る力」を活用した治療法なのです。

健康な人でも毎日約5000個ものがん細胞が生まれているのにがんにならない人がいるのは、その人の免疫力が高い状態で保たれているからなのです。

年齢と共に（もちろん若くても多大なストレスや疾患などが原因で免疫力が極度に低下してしまうことがありますが）免疫力を高く保つことができさえすればがんをやっつけることができるのではないか。この理論に基づいた研究が推し進められた結果、今ではさまざまな免疫細胞療法が生まれました。

その一例をご紹介しましょう。

いろいろな免疫細胞療法の比較

▼T細胞を用いる方法

リンパ球の一種であるＴ細胞を用いる免疫細胞療法には、「**Ｔ-ＬＡＫ療法**（ＣＤ３-ＬＡＫ療法）」や「**ＣＴＬ療法**」などがあります。

Ｔ細胞には「私はがん細胞です」という目印（抗原）を持っている細胞を標的にして攻撃をしかける働きがあります。この働きをパワーアップさせるためにＴ細胞を培養するのがこの療法です。効率的にがんを攻撃できるというメリットがある一方で、「私はがんです」という目印をなくしたり隠したりしている細胞については攻撃をしかけることができないという弱点があります。

抗原の情報をＴ細胞に認識させる方法も開発されていますが、抗原の抽出が非常に難しく成功した場合に限られるため、一部の患者さんにしか適用できません。

▼樹状細胞を用いる方法

単球や造血幹細胞から分化した貪食細胞の樹状細胞を利用した方法には、「**樹状細胞ワクチン療法**」や「**ＤＣＩ療法**」などがあります。

Ｔ細胞やＮＫＴ細胞にがん細胞の目印を知らせるという樹状細胞の特徴を生かすため、患者さんの樹状細胞を取り出して活性化させてから体内に戻します。これによってＴ細胞に効率的にがんを攻撃させようというねらいです。

しかしT細胞には過去に異常細胞と認識したものにしか攻撃を仕掛けない「抗原特異性」があります。これがあだとなってしまい、攻撃の即効性と柔軟性が欠けてしまいます。

▼NKT細胞を用いる方法

異物と見るや何でも攻撃するNK細胞と過去の経験から異物と認識したものを攻撃するT細胞の両方の性質を合わせ持つNKT細胞を利用した療法です。NKT細胞に免疫学的処理を施して体内に戻し、より効率的にがんを攻撃させます。

しかし、NKT細胞は他の免疫細胞と比較して圧倒的に少ない細胞です。治療に適用するのに充分な量を確保するためには、成分採血器を使って数時間も掛けてリンパ球を採取する必要があります。そのため患者さんの心身の負担は相当なものになってしまいます。

また、NKT細胞は周辺の環境によっては、がんの免疫を抑える免疫を誘導してしまう可能性もあります。これを避けるためには成熟された樹状細胞（抗原提示細胞）と併用する必要があります。

▼NK細胞を用いる方法

Ｔ細胞や樹状細胞を用いる方法には「細胞の抗原抗体反応」という欠点があります。抗原抗体反応とは、がんという異物に目印がついていなければ攻撃を仕掛けることができないという性質です。「あの印の付いている異物を攻撃せよ」という指令がなければ動けないＴ細胞や、樹状細胞に対して、ＮＫ細胞は「あれは異物だ」と自分で判断し、自ら出動してがんを攻撃します。ＮＫ細胞は、生まれつき（ナチュラル）外敵を殺傷する（キラー）能力を備えているため**「ナチュラルキラー（ＮＫ）細胞」**と呼ばれていますが、まさにその名の通りの働きをするというわけです。

この有効性を利用したのが、本書で紹介している**「高度活性化ＮＫ細胞療法」**です。あとで詳しく述べますが、患者さんの血液からＮＫ細胞を分離し、培養してから体内に戻します。採血の量も少なく、患者さんの心身の負担は極めて少ないといえます。

▼複合免疫細胞を用いる方法

複合免疫細胞とは、ＮＫ細胞・樹状細胞・樹状細胞活性化キラーＴリンパ球といった３種類の免疫細胞を組み合わせたものを指します。

高度活性化ＮＫ細胞療法のノウハウを応用し、樹状細胞と樹状細胞活性化キラーＴリンパ球を加えることによって、さらに確実にがんを攻撃していく方法です。いわば高度活性化NK細胞療法の応用版、もしくは進化版ともいえます。

複合免疫細胞療法は現在、最先端の免疫細胞療法といえます。ただ、最先端であるゆえに、実際にこの療法を受けた患者さんは、まだ多くはありません。それでも確実に効果が得られており、今後、ますます期待できる治療法です。

「複合免疫細胞療法」についても、後に詳しくお話していきましょう。

免疫細胞療法についての正しい知識が必要

免疫細胞療法とされるものは、ここで紹介した以外にもさまざまな種類があります。医療現場で行われている治療以外にも、「笑い」を利用したもの、「温熱療法」、サプリメントを利用したものなど、民間治療でもそれこそ数え切れないほどあります。

ひるがえっていえば、それほど「免疫」という私たちの「治す力」は、重要視せざるを得ないのです。これだけ多くの免疫療法が出そろい、現在でも新たな治療法が研究されているとなると、今度はどれを選べばいいのかわからない、という問題が出てくることでしょう。

そのためには、患者さんやご家族など周囲の人たちが、数ある免疫療法についての正しい知識を得ることが重要となってきます。

本書も「高度活性化ＮＫ細胞療法」や「複合免疫細胞療法」について、より深く知っていただき、ご理解いただくためにあります。

医師まかせにすることなく、患者さん自身が主体となって治療法を選ぶ、このような姿勢もがんとの闘いには大切なことではないでしょうか。

さて、ここまで、免疫細胞療法が必要とされる状況になっていることをお話してきました。これまでの三大治療法をまったく否定するのではなく、三大治療法との併用も考慮したうえで、希望の持てる新たな治療法があるということを、ご理解いただけたでしょうか。

それでは、本書で取り上げる「高度活性化ＮＫ細胞療法」や「複合免疫細胞療法」のメカニズムをよりよく理解していただくために、次章では免疫についての基本的な知識を述べていきましょう。

第2章

免疫はどんな働きをするのか？

自らの「治す力」と「生きる力」

生命の自然と蘇生に着目した
高度活性化NK細胞療法

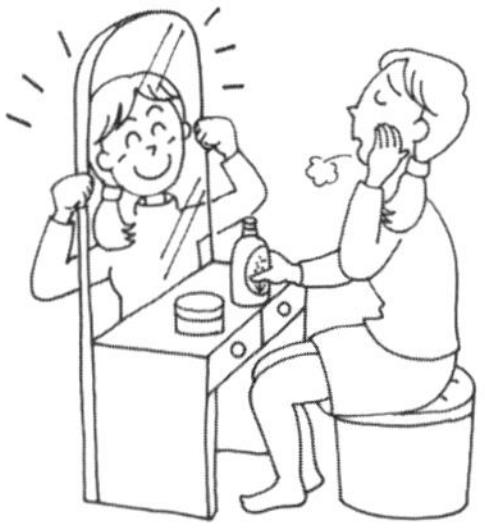

1 免疫についての基礎知識

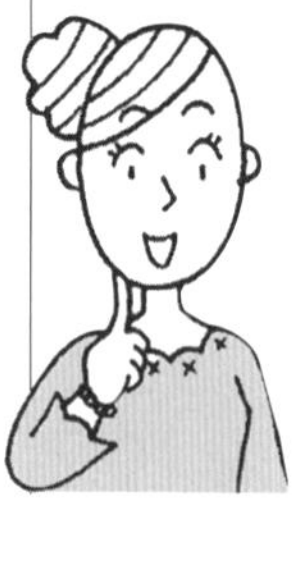

「免疫」とは何か？

高度活性化ＮＫ細胞療法についてよりよく理解していただくためには、「免疫」についての知識がどうしても必要になってきます。

「免疫とは何か」「免疫はどのような働きをするのか」という基本的なことをふまえておけば、高度活性化ＮＫ細胞療法の安全性や効果が納得できるようになります。もちろん同じことが複合免疫細胞療法にもいえます。

そこでまずは免疫について、お話ししていきましょう。

「免疫」とは、一言でいってしまえば「疫病（病気）」を「免れる」という意味です。病気に限らず怪我なども含まれます。

食べ過ぎや飲み過ぎで胃腸の調子を崩したり、転んだり何かに当たったりして怪我をしたという経験は誰にでもあるものです。

その際、食事をちょっと控えたり、傷を消毒する程度のことしかしなかったとしても、自然と治ってしまうことがほとんどです。

これは私たちに免疫力が備わっているためです。免疫とは自然に治る力、自然治癒力ともいえます。

もしこうした免疫の働きがなかったとしたら、私たちは誰一人として生きていくことはできないでしょう。ほんの少し怪我をしただけで細菌に攻撃されて命を落としてしまうかもしれないといっても、決して過言ではありません。

どれほど医学が進歩し、医療技術が発達したとしても、免疫力がなかったら手の施しようがないということになると考えられます。

「治す力」を発揮する免疫細胞の種類

免疫の働きを担う細胞は主に白血球です。白血球の中にはさまざまな細胞があり、それぞれが異なる免疫反応をします。

野球やサッカーでも、それぞれ特徴のある選手がタッグを組んで戦いますが、免疫もまさにそれと同じです。いわば「免疫」というチームに所属した面々が、それぞれの役割を果たしながら病気や怪我をやっつけているというわけです。

では、免疫チームにはどんな種類の選手が免疫細胞として所属しているのか、詳しく見ていきましょう。

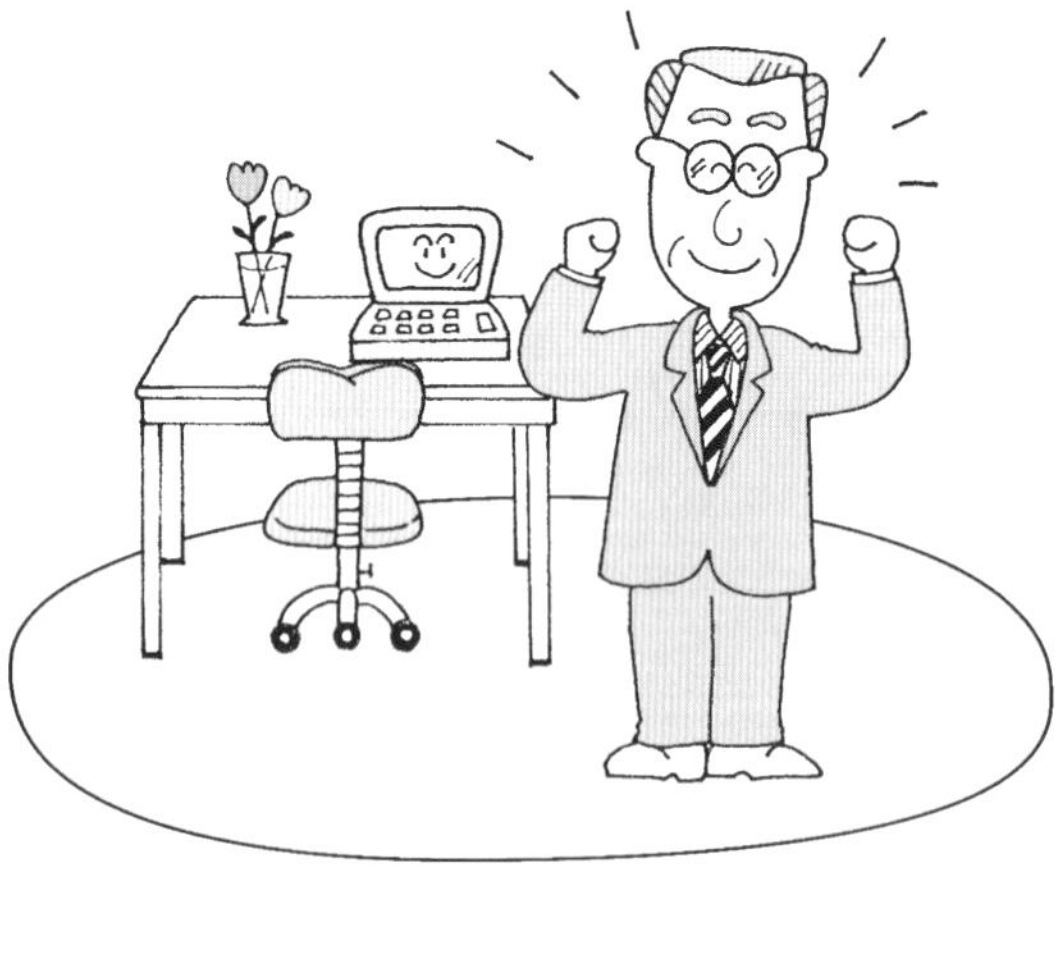

2 単球から分化した「マクロファージ」と「樹状細胞」

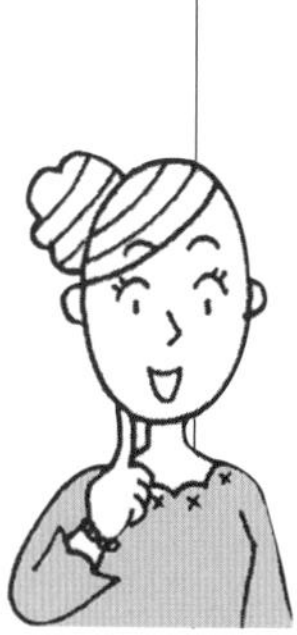

自然免疫を担う「マクロファージ」

アメーバ状の形をしたマクロファージは、異物を見つけると、とにかく何でも食べて消化してしまいます。

ウィルスはもちろんホコリや塵など、異物と見るや急行して次々と取り込みます。その働きから貪食細胞ともいわれています。

こうした働きは免疫反応の第一段階で、「自然免疫」というものです。相手を特定しているわけではなく、「異物だ」という判断だけで攻撃するため「非特異的免疫」ともいわれます。

マクロファージが貪食処理をしきれなかった場合は異物の印（抗原）を表面に掲げ、「このマークの付いた外敵を攻撃せよ！」とヘルパーT細胞に知らせ、助けを求めます。この働きを抗原提示といいます。

マクロファージは自然免疫の働きを担いつつも、情報を伝達する抗原提示細胞としての働きもしているというわけです。

さらに、ウィルスの死骸や闘って殺傷された白血球などの掃除までしてしまいます。

そのうえ、TNFα（腫瘍壊死因子）、IL12（インターロイキン12）、INFα（インターフェロンα）などのサイトカイン（細胞が産生、分泌する生理活性物質）の放出に関与しています。

樹状細胞（自然免疫と獲得免疫をつなぐ）

樹木の枝のようにたくさんの突起を持っているため、樹状細胞という名前が付いています。

マクロファージと同様、樹状細胞は異物が入るとたちまちかけつけて食べてしまいます。食べた異物をバラバラに分解し、そこから的の印を作りだして提示するという抗原提示の役割もします。

ここまではマクロファージとほとんど同じ働きです。

樹状細胞の場合、抗原を提示しただけで終わらずに、T細胞が確実に異物を攻撃できるよ

COLUMN

がんを治そうとする意志を持つことが免疫力を一段と高める

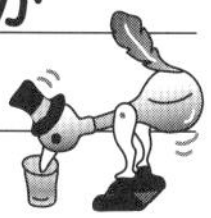

●心と免疫は一対の関係です

人間の体は、きちんとした免疫システムが働いていれば、マクロファージやNK細胞が出動してがん細胞を攻撃し、その増殖を抑制してくれます。逆に、がんにかかった人を経過観察してみると、キラーT細胞やNK細胞の活性化が低下し、免疫力が落ちていることが認められます。免疫システムは脳の視床下部の働きと密接な関わりがあります。“心と免疫”は一体であり、自分自身の「病を乗り越えて生きていこう」という意欲と意思が免疫力を高め、がんの発症を抑えるうえで大切なものとなるからです。免疫療法はそのがん治療の要となる免疫力を高め、がん細胞を着実に攻撃する治療法です。

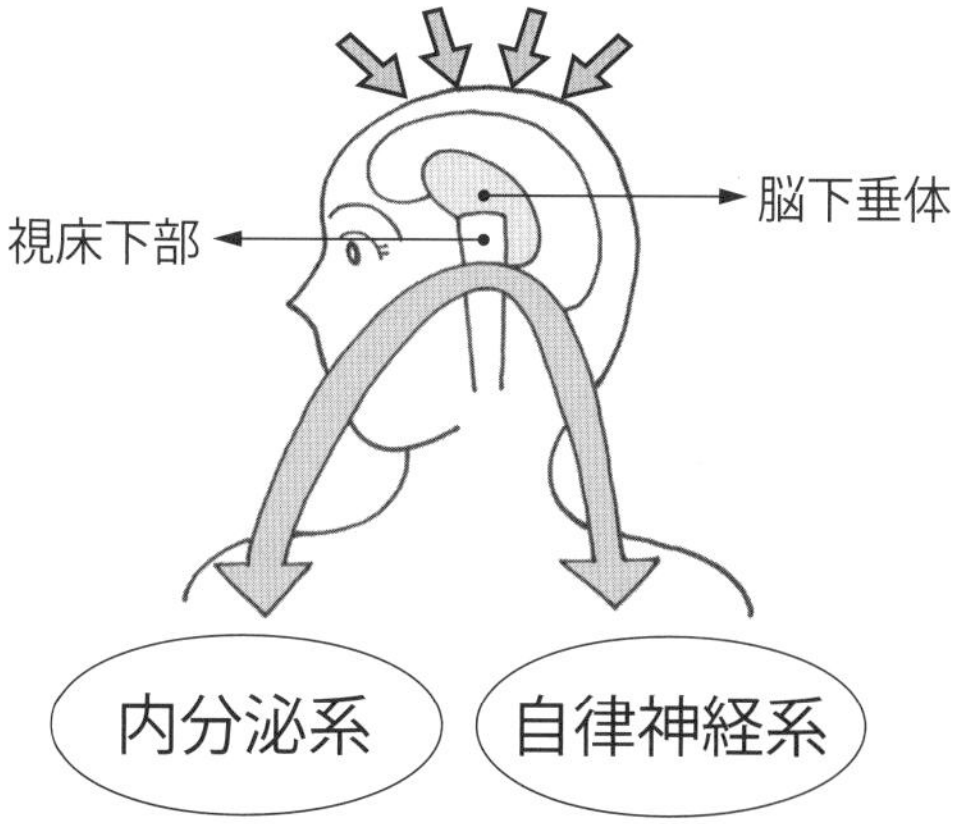

うに教育します。つまりT細胞という兵士たちを教育する「教官」の役割も担っているのです。このように自然免疫系と獲得免疫系をリンクする重要な役割があるため、「プロフェッショナル抗原提示細胞」とも称されています。

リンパ球から分化した三つの免疫細胞

T細胞（獲得免疫を担う）

T細胞はリンパ球の一種です。マクロファージや樹状細胞から情報を受け取った後、異物の印の付いた細胞を攻撃していきます。このようにT細胞には次の3種類があり、それぞれ「司令塔」「攻撃部隊」「ストッパー」といった役割を持っています。

▼ヘルパーT細胞……司令塔の役割を担っています。マクロファージや樹状細胞から情報を受け取り、B細胞に抗体を作るよう指令を出して、抗体を作るのを助けます。マクロファージと共同でサイトカインを放出し、キラーT細胞を活性化させます。

▼キラーT細胞……「殺し屋」の名を冠している通り、攻撃部隊の役割を担っています。ヘルパーT細胞から指令があると、異物にとりついて殺します。

▼サプレッサーT細胞……敵がいなくなったところで免疫反応を修了に導くストッパー役です。また、過剰に攻撃したり、過剰な武器を作ったりしないように抑制する役割も果たしています。

B細胞（獲得免疫を担う）

B細胞はT細胞の指令を受けてから、異物（抗原）に応じた抗体を産生し、それで抗原をねらい打ちします。つまり、相手によってより効果的な武器を用意して攻撃していくのです。

また、B細胞はあらかじめ表面にレセプターをアンテナのように掲げており、抗原と結合すると同時に抗原を提示する標識の役割をしています

NK細胞（自然免疫を担う）

NK細胞の「NK」とは、「**ナチュラルキラー**」の頭文字を表しています。その名の通り生まれついての殺し屋で、殺傷力も非常に高いのが特徴です。NK細胞は常に体内をパトロールしており、がん細胞やウイルス感染細胞など異物を見つけると、単独で直接、異物を殺してしまいます。かなり頼もしい役割をしていると思ってまちがいありません。実際に、NK細胞は感染や病気から身体を守るのにとても大きな役割を果たしています。特にがん細胞や

インフルエンザなど、ウィルスに感染した細胞、細菌に対して素晴らしい働きをすることがわかっています。

ＮＫ細胞が欠乏すると、がん、後天性・先天性免疫不全症状、慢性疾患、感染症、自己免疫疾患、遺伝子疾患、行為障害などの疾病にかかりやすくなってしまいます。

また、ＮＫ細胞の活動があまり活発でない人はがんにかかりやすい傾向があります。「うちはがんの家系です」というような人は、遺伝的にＮＫ細胞が少ないことがままあります。

残念ながら加齢と共にナチュラルキラー細胞は減ってしまいます。それにつれ病原体を攻撃する機能も衰えます。このことについては後で再度触れることにしましょう。

加齢以外でも、ストレスや倦怠感、身体的損傷は免疫不全をもたらし、ＮＫ細胞の活動が抑制されてしまうことがわかっています。ストレスに継続的にさらされると、ナチュラルキラー細胞の活動が停滞し、がんの進行が加速されてしまうようなことがあるのは否めません。

顆粒球から分化した細胞

好中球（自然免疫を担う）

●がんに打ち勝つ体の中の自然免疫部隊とは？

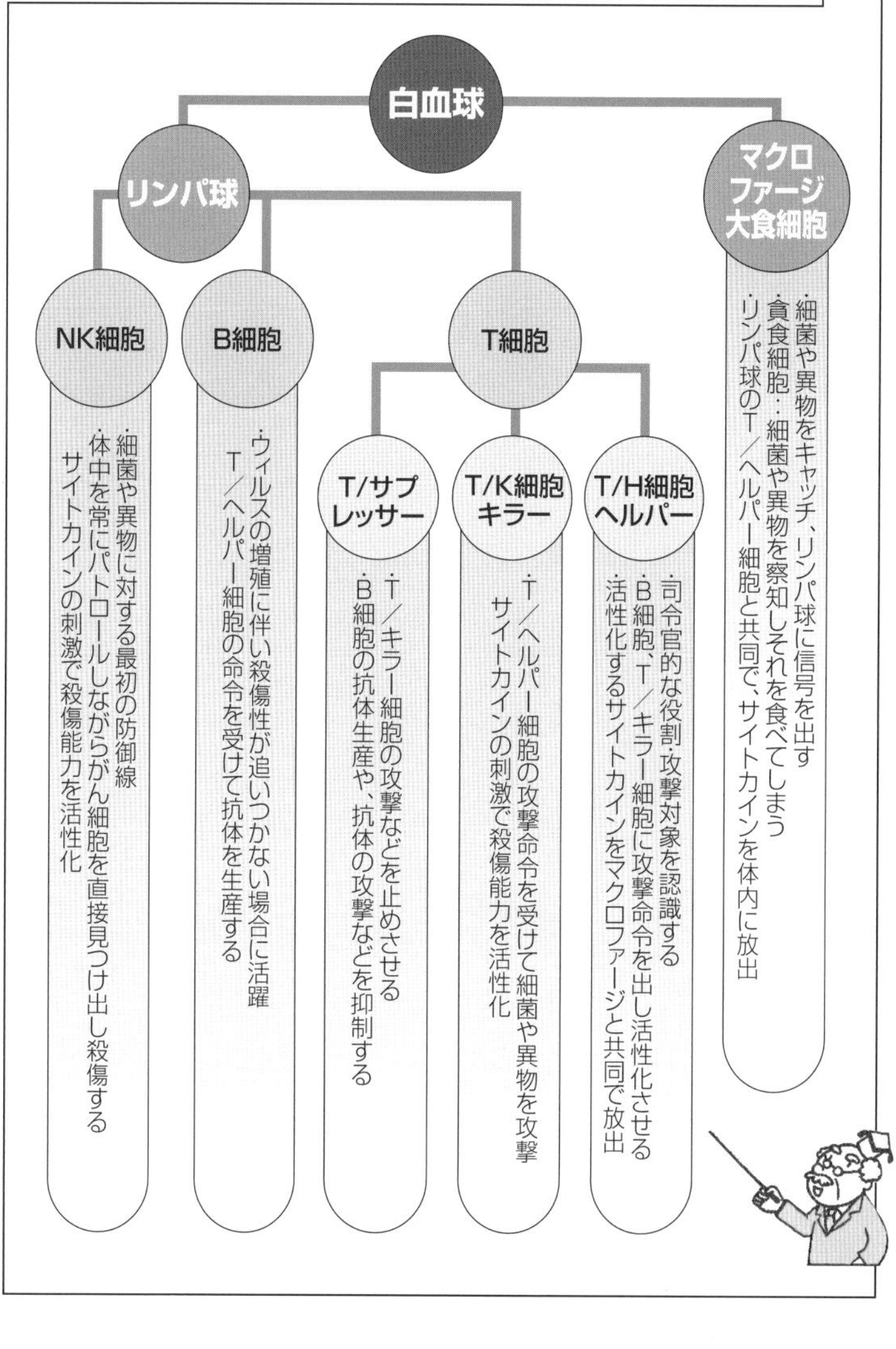
白血球
リンパ球
マクロファージ大食細胞
・細菌や異物をキャッチ、リンパ球に信号を出す
・貪食細胞：細菌や異物を察知しそれを食べてしまう
・リンパ球のT／ヘルパー細胞と共同で、サイトカインを体内に放出
NK細胞
・細菌や異物に対する最初の防御線
・体中を常にパトロールしながらがん細胞を直接見つけ出し殺傷する
サイトカインの刺激で殺傷能力を活性化
B細胞
・ウィルスの増殖に伴い殺傷性が追いつかない場合に活躍
T／ヘルパー細胞の命令を受けて抗体を生産する
T細胞
T/サプレッサー
・T／キラー細胞の攻撃などを止めさせる
・B細胞の抗体生産や、抗体の攻撃などを抑制する
T/K細胞キラー
・T／ヘルパー細胞の攻撃命令を受けて細菌や異物を攻撃
サイトカインの刺激で殺傷能力を活性化
T/H細胞ヘルパー
・司令官的な役割・攻撃対象を認識する
・B細胞、T／キラー細胞に攻撃命令を出し活性化させる
・活性化するサイトカインをマクロファージと共同で放出

細菌やウィルスなど異物が侵入したと見るや、真っ先に駆けつけるのが好中球です。この細胞も「貪食細胞」ともいわれています。また、食べるだけでなく酵素などで異物を分解してしまいます。顆粒球の9割以上は好中球です。

好酸球

寄生虫感染に対する免疫に関係するのが好酸球です。アレルギーなどの際に増加し、ヒスタミンを不活性化します

好塩基球

肥満細胞、顆粒内に種々の活性物質（ヒスタミン等）を含有し、炎症反応等に関与しています。

これらの選手たちが、それぞれが持つ能力を武器にウィルスやがん細胞を攻撃しています。免疫チームの成り立ちがわかりやすいように、55頁に図で表しました。

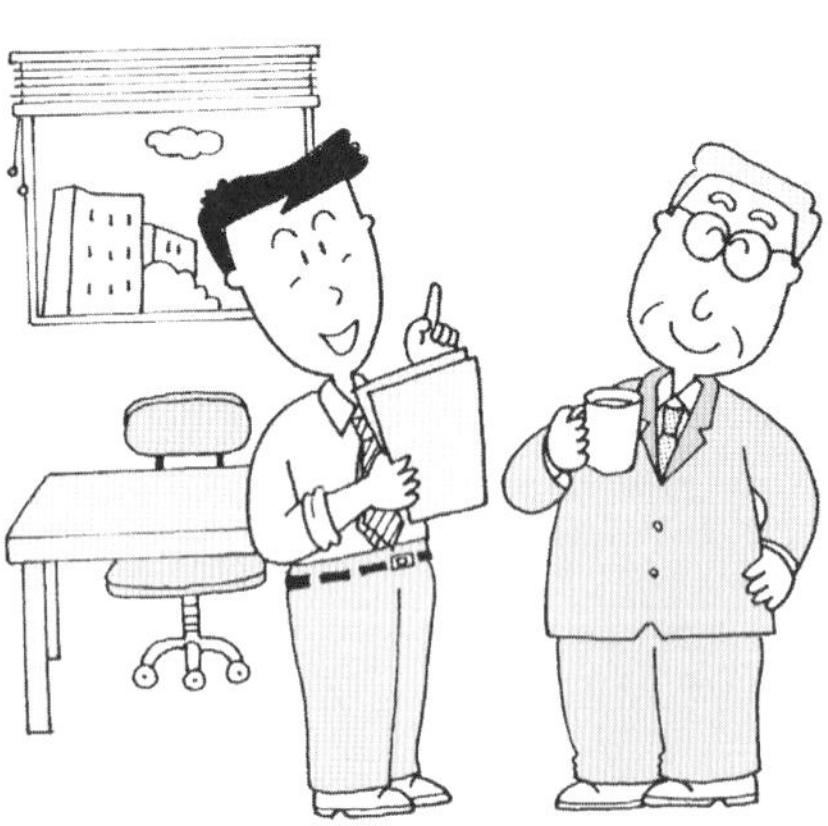

３ 奇跡の連係プレー！　驚くべき免疫の活躍

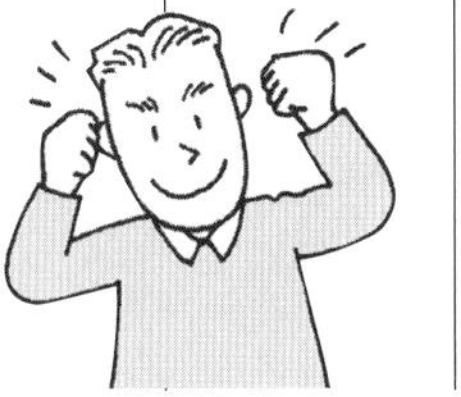

不快な症状が出たときは免疫力が総動員

では、免疫チームの面々がどのような働きをしているのか、具体的な例をあげながらわかりやすく説明していきましょう。

まず「風邪をひいたかな？」と感じた時、どんな症状があるか思い出してみてください。たいていは喉がいがらっぽくなったり、鼻がぐずぐずしてくるものですよね。背中がぞくぞくしたり、全身がだるくなったりすることもあることでしょう。

これらはすべて免疫反応の初期段階です。ウィルスがついてしまった細胞が、抗ウィルス作用（ウィルスの働きを抑える）インターフェロンという物質を放出するからなのです。

インターフェロンは喉や鼻などの粘膜を刺激し、鼻水を出したり、喉をいがらっぽい状態にさせます。免疫が正常に反応して、細胞が必死で自己防衛を始めた結果というわけです。

COLUMN

免疫反応が働いて細胞が必死で自己防衛を始める時

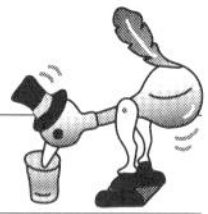

●細胞が必死で自己防衛に働いてくれるから…

「風邪をひいたかな？」と感じた時、どんな症状があるか思い出してみてください。たいていは喉がいがらっぽくなったり、鼻がぐずぐずしてくるものですよね。背中がぞくぞくしたり、全身がだるくなったりすることもあることでしょう。

これらはすべて免疫反応の初期段階です。ウィルスがついてしまった細胞が、抗ウィルス作用（ウィルスの働きを抑える）インターフェロンという物質を放出するからなのです。

インターフェロンは喉や鼻などの粘膜を刺激し、鼻水を出したり、喉をいがらっぽい状態にさせます。免疫が正常に反応して、細胞が必死で自己防衛を始めた結果というわけです。

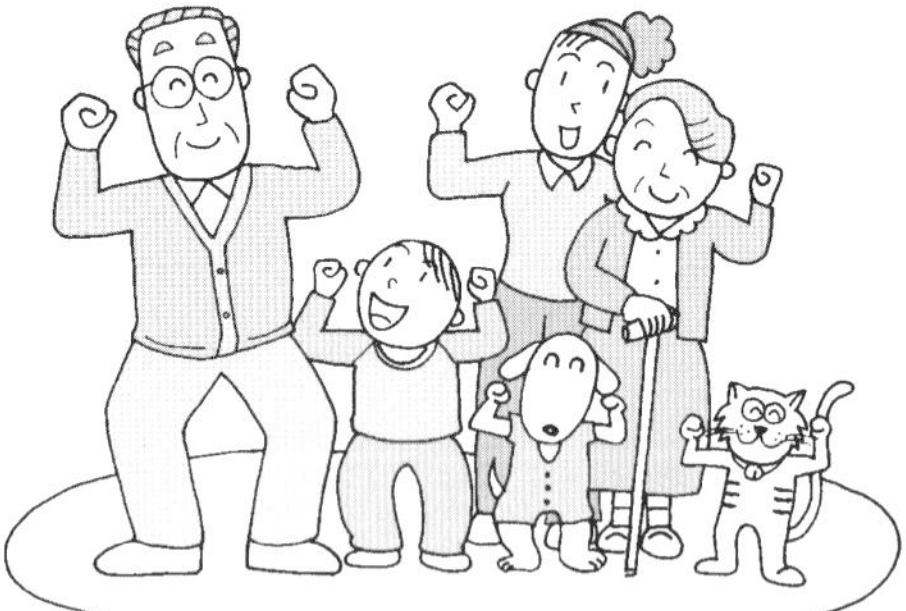

こうした症状は誰にとっても不快なものですから、つい薬を飲んで不快な症状を押さえ込んでしまおうとします。しかし、あまり薬に頼りすぎると免疫が正しい反応をしているのを邪魔してしまうことになりかねません。

不快な症状が出たときは、自分の中の免疫が働いてくれているのだと意識することも大切です。

さて、免疫チームの働きは、ここからが本番になります。

●――自然免疫部隊がいち早く出動

第一段階で活躍するのは自然免疫系に所属する免疫細胞で、マクロファージや顆粒球、NK細胞、樹状細胞の四つです。

これら自然免疫系の特徴は、異物であれば何でも攻撃するということです。「異物ですよ」と教えてもらう必要もなければ、「攻撃せよ」と指令を受ける必要もありません。このように相手が誰か特定することなく、とにかく異物であれば攻撃する反応を「非特異性免疫」ともいわれます。

さて、同じ自然免疫（非特異性免疫）の反応でも、これらの細胞はそれぞれ異なる活躍をします。

まずマクロファージについてです。アメーバ状のマクロファージはとにかく大食らいです。大食い選手権に出るようなタイプだと想像するとわかりやすいかもしれませんね。ウィルスに感染した細胞や、変異して異物となったがん細胞を次から次へと飲み込んでいきます。その活躍ぶりから「貪食細胞」という名を冠しています。

また、一酸化炭素（ＮＯ）や活性酸素などの毒ガスを噴射したり、がん細胞を殺す作用を持つ腫瘍壊死因子（ＴＮＦ）というタンパク質を放出してがん細胞を攻撃するという頼もしい作用も併せ持っています。

マクロファージは、攻撃するだけではありません。感染細胞やがん細胞を食べると同時に、インターロイキン1というサイトカインを放出するのです。

このインターロイキン1の放出は、第二段階の準備として欠かせないプロセスです。なぜなら、第二段階で出撃する部隊の一つであるT細胞を刺激し、その働きを促すからです。

さらには今侵入している敵がどんな顔をしてどんな性格をしているかといった情報を伝え

COLUMN

NK 細胞がどんながん細胞に対しても攻撃をしていくわけ

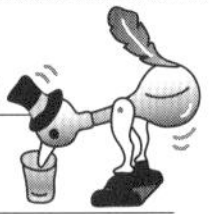

NK 細胞には生まれつき（ナチュラル）に外敵を殺傷する（キラー）能力が備わっているため、「ナチュラルキラー細胞」と呼ばれています。NK 細胞はいつでも体内をパトロールしており、異物と判断すれば即座に飛びついて敵を攻撃します。NK 細胞がどんながんにも有効なのは、この「敵とみなせば即攻撃」というシンプルな働き方があるためなのです。

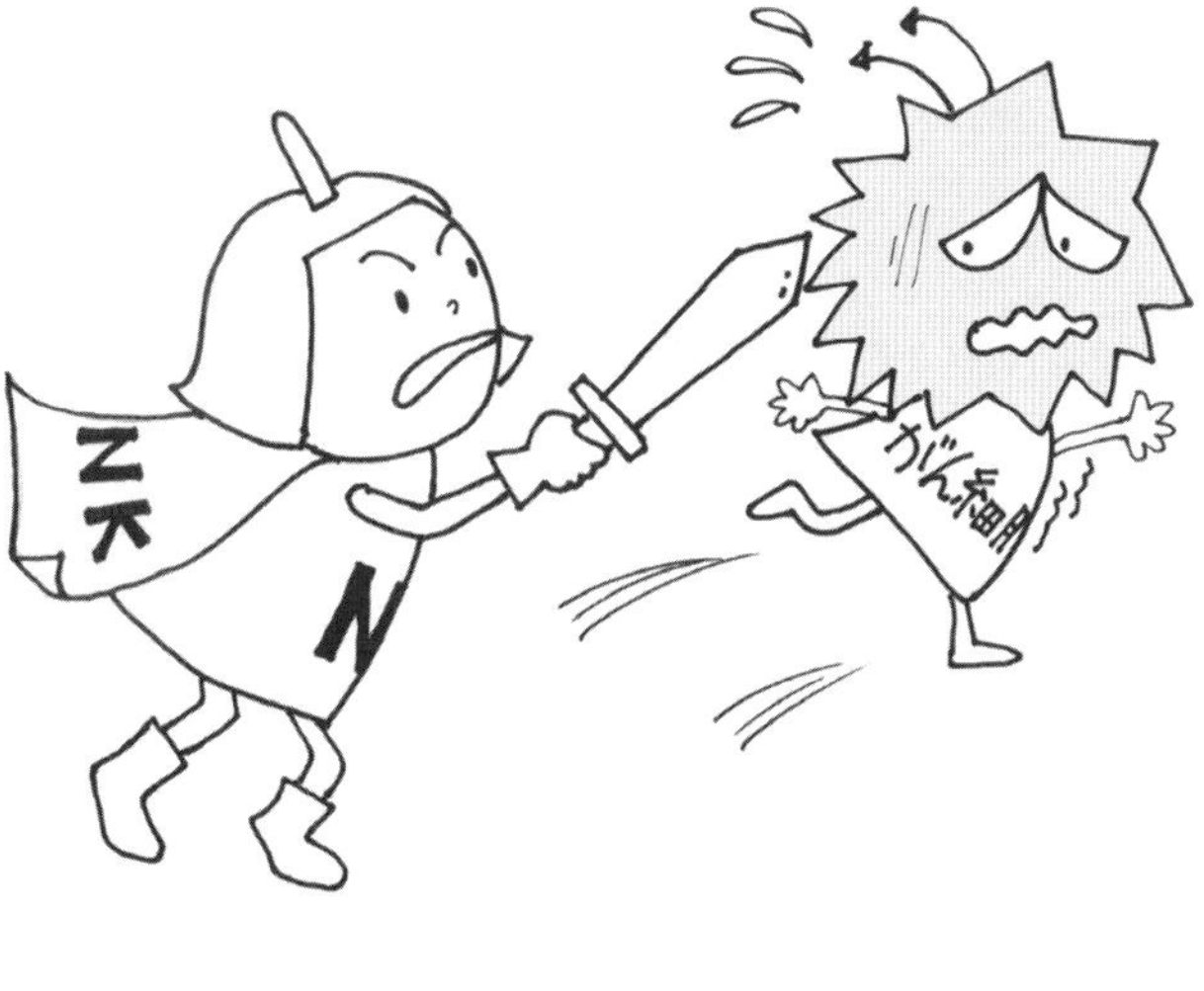

る役割も担っています。これを「抗原提示」といいます。

風邪をひいた場合、この時点で熱が出てきます。というのも、インターロイキン1が脳の視床下部にある発熱中枢を刺激するためです。ご存じの方も多いでしょうが、発熱は免疫が敵をやっつける環境を整え、その能力をいかんなく発揮するためだといわれます。それはまさにその通りなのです。

顆粒球も貪食細胞といわれています。

顆粒球の90％以上が好中球で、マクロファージと同じくまっさきに駆けつけて異物を処理していきます。それも細菌など比較的大きな異物であろうとも丸ごと飲み込んでしまいます。顆粒球はさまざまな消化分解酵素を詰め込んだ顆粒を細胞質中に含んでいて、すさまじいまでの消化力を持っています。この消化分解酵素のおかげで、飲み込んだものはたちまち破壊・粉砕されてしまうのです。

樹状細胞は樹木の枝のように伸びた手で敵を絡め取り、食べていきます。同時に敵の「印」を記憶して、マクロファージと同様、T細胞に情報を伝える役割をします。また、インターロイキンやインターフェロンといったサイトカインを放出し、T細胞の活性化をはかります。

●複合免疫細胞のメカニズム

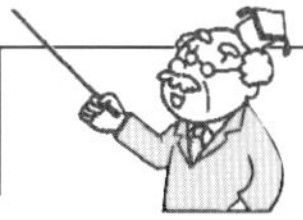

ＮＫ細胞・好中球は抗原にとりつき破壊。マクロファージと樹状細胞は異物を食べると同時に抗原の情報を提示。提示された情報を確認したＴ細胞とＢ細胞は、Ｔ細胞は直接抗原を攻撃、Ｂ細胞は抗体を作って攻撃。このように自然免疫と獲得免疫が複雑な連係プレイを行っているのです。

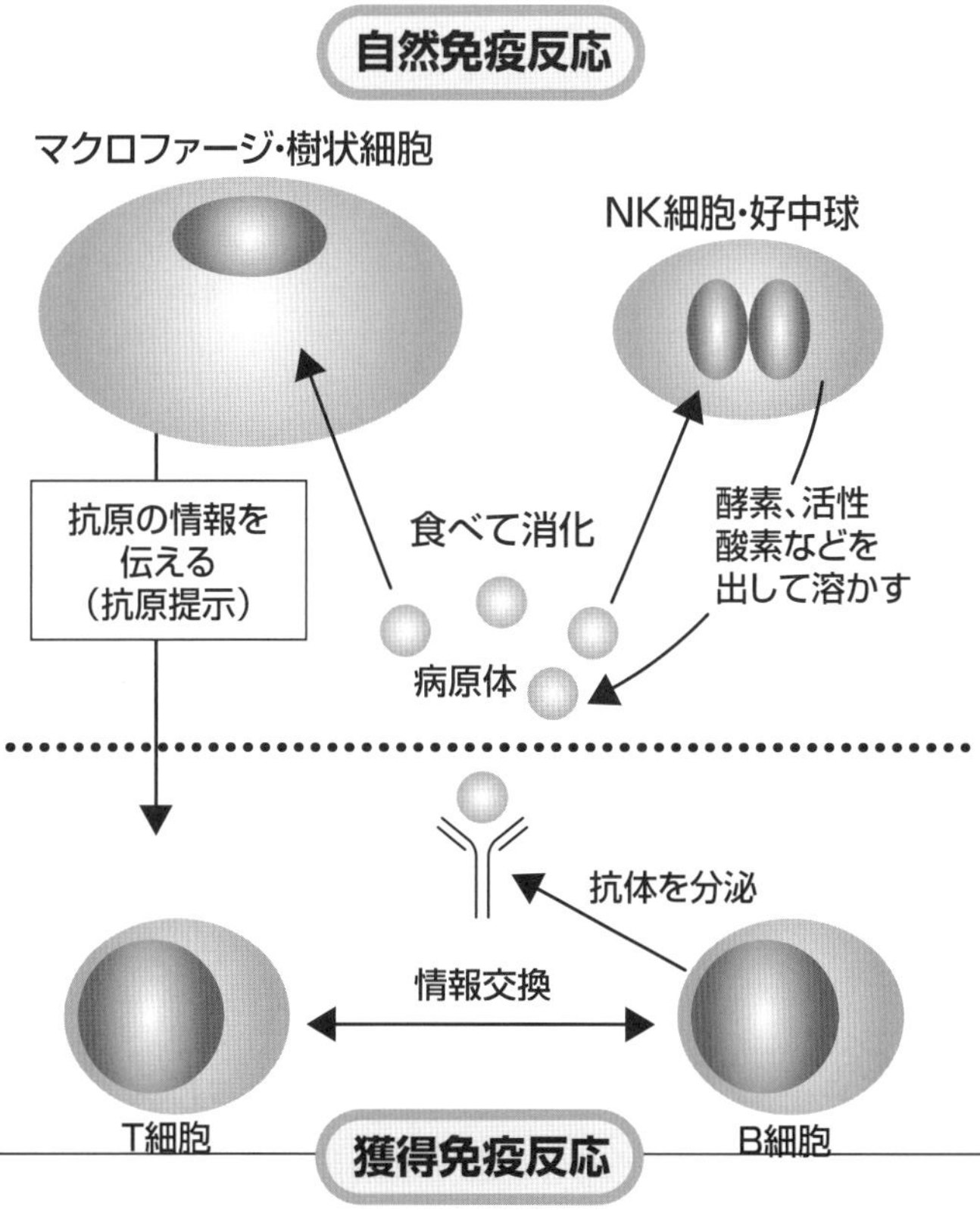

私たちの体は高度な免疫反応ができるようにできています。

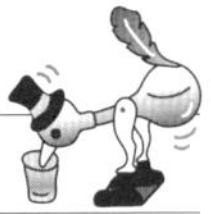

●キラー細胞が大活躍してくれます！

敵を食べたマクロファージと樹状細胞はリンパ節へと移動します。そして、ここで待機していたリンパ球を教育するのです。リンパ球の主なものには、T細胞とB細胞があります。自然免疫部隊は、リンパ節で教官から教育を受け、がん抗原を憶えると、ただちに出撃して敵をねらい打ちします。キラーT細胞はがん細胞の表面にパーフォリンと呼ばれる物質を出して、その膜に穴をあけます。そこからタンパク質分解酵素を送り込み、がん細胞を遺伝子レベルで破壊します。

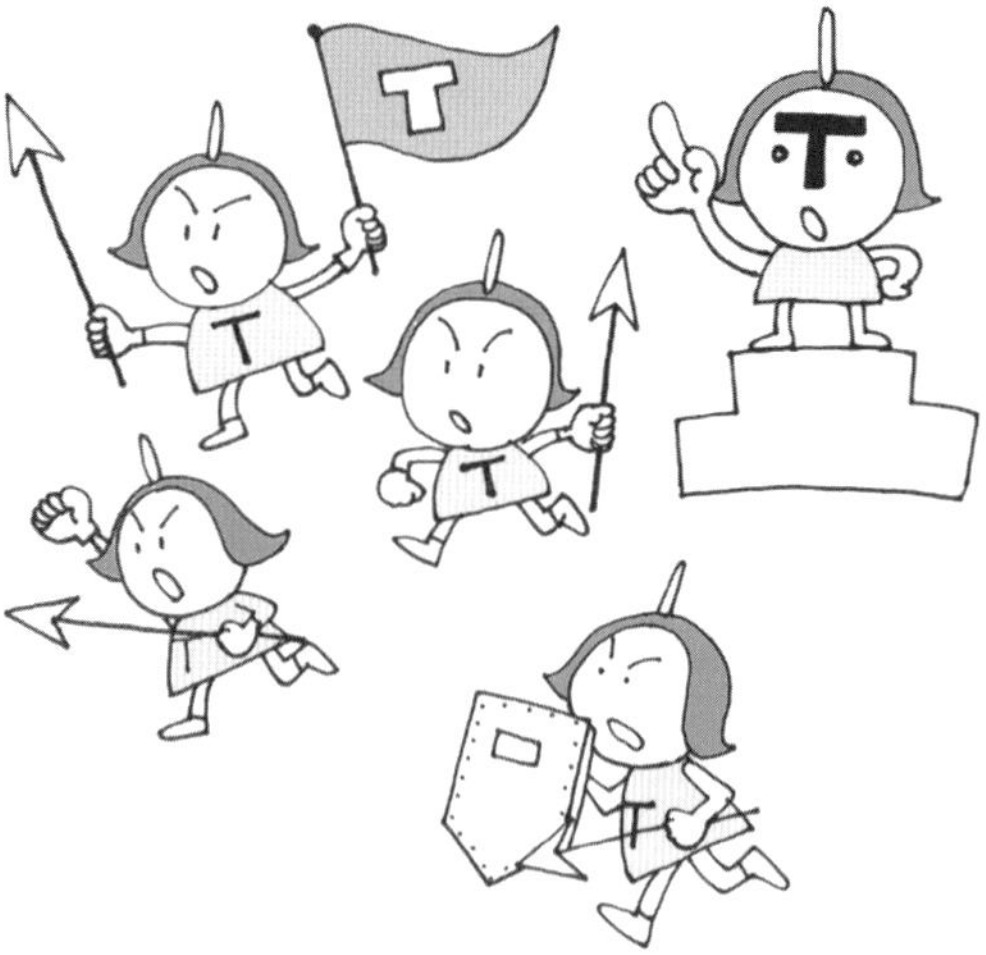

本書の主役であるＮＫ細胞もこの第一段階で大活躍します。

ＮＫ細胞はふだんから私たちの体中をパトロールしています。そのためどこに異物が入り込んでも、タイミングを逃すことなく攻撃をしかけることができます。

ＮＫ細胞は表面にべたべたとした接着剤のようなものを持っています。それでがんの疑いがある細胞にぺたりとくっつきます。そして、細胞内に抱えているアズール顆粒というＮＫ細胞特有の破壊物質をがん細胞に送ります。するとアズール顆粒の中にあるパーフォリンという糖タンパクが、がん細胞の細胞膜に穴をあけます。その穴に向けてがん細胞を溶かす酵素を注入してやっつけてしまいます。

ここまで読んで、「主役という割にはＮＫ細胞はたいした働きをしているような気がしない」と思った人も中にはいるかもしれません。

実際、同じ自然免疫の仲間であるマクロファージと比べると、ＮＫ細胞の働きはずいぶんシンプルです。

しかし、この「シンプルさ」が大きな武器となるのです。そのことについては、あとで詳しくお話しましょう。

●——獲得免疫部隊が高度な活動を展開

免疫の力が充分であれば、たいていの細菌やウィルス、がん細胞は第一段階で淘汰されてしまいます。先に健康な人でも毎日5000個近いがん細胞が生まれていることを述べましたが、がんが発病しないのは、この第一段階でがん細胞が消滅してしまっているからです。

さて、敵の中には第一段階の攻撃を逃れて生き延び、まんまと増殖していくものが出てきたとしましょう。がん細胞も何らかの手段で攻撃を逃れたものがいたとします。

こうした状況にも対応するために、私たちの体は高度な免疫反応ができるようにできています。

敵を食べたマクロファージと樹状細胞はリンパ節へと移動します。そして、体内でバラバラに消化したがん細胞の中から、重要な「がんの印＝がん抗原」を選りだして掲げます。ここでリンパ節で待機していたリンパ球を教育するのです。リンパ球の主なものには、先ほど出てきたT細胞、そしてB細胞があります。NK細胞もリンパ球の系列になりますが、その働きはすでに述べたようにまったく異なり、自然免疫部隊として活躍しています。

リンパ球は兵隊といってもいいでしょう。リンパ節で教官から教育を受け、がん抗原を憶えると、ただちに出撃して敵をねらい打ちします。

まずはＴ細胞の活躍を見てみましょう。

キラーＴ細胞はがん細胞の表面にパーフォリンと呼ばれる物質を出して、その膜に穴をあけます。そこからタンパク質分解酵素を送り込み、がん細胞を遺伝子レベルで破壊してしまいます。

ヘルパーＴ細胞はインターロイキン２やインターフェロンといったサイトカインを放出します。これらのサイトカインはいわば栄養剤で、キラーＴ細胞やマクロファージの働きをサポートします。栄誉補給したキラーＴ細胞やマクロファージは、元気いっぱいの状態でがんを攻撃できるようになります。ヘルパーＴ細胞はその名の通り、闘うチームメイトを助ける役割をしているというわけです。

ここでウィルスもがん細胞も無事消滅したとします。そうなった時の出番がサプレッサーＴ細胞です。

サプレッサーＴ細胞は、敵の力がすっかり衰えて、攻撃の必要がなくなった際に、免疫の働きを抑制します。「このへんでもういいだろう」というシグナルを出して、免疫が無駄な闘

●がんに対する免疫サイクル

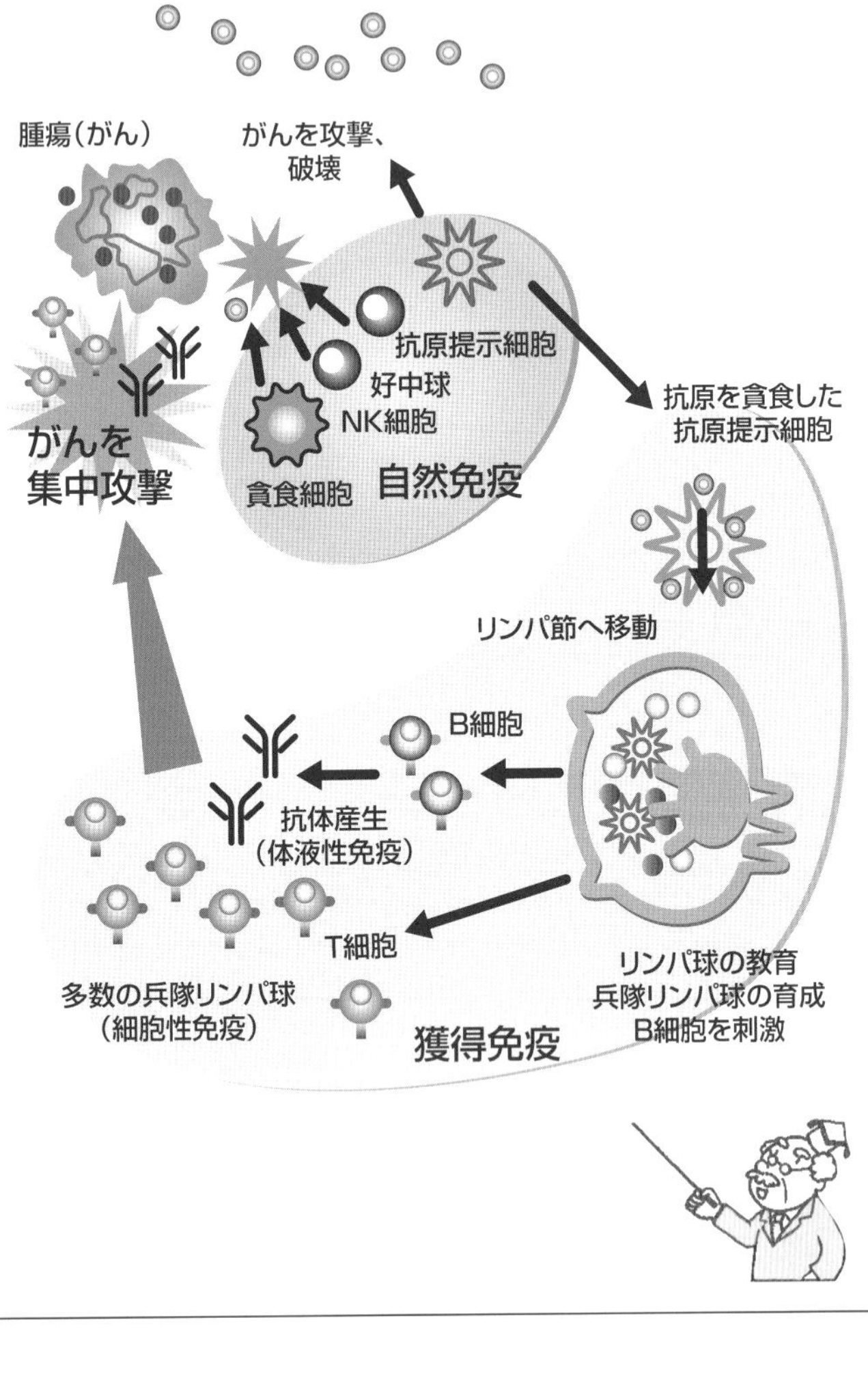

いをすることを防ぐのです。ブレーキ役だと受けとめておけばまちがいありません。

さて、獲得免疫部隊の役割を担うリンパ球のもう一つがＢ細胞です。

教育を受けたＢ細胞は、その情報を分析して敵を攻撃するのに最もふさわしい「武器」を開発します。その武器でもって相手を攻撃するのです。

この武器にあたるものを「抗体」といいます。

抗原と抗体は鍵と鍵穴のような関係だといえばわかりやすいことでしょう。マクロファージや樹状細胞から鍵穴がどういう形をしているか細部まで教育されたＢ細胞は、まったく的確な鍵を作って鍵穴に差し込むのです。ばっちり合ったところで、敵の能力は消滅してしまいます。

自然免疫部隊が出動する第一段階、獲得免疫部隊が活躍する第二段階で、免疫の働きは無事終了します。

免疫反応のプログラムは、まさに人体の奇跡としかいいようがありません。こうした連携プレーのもとで私たちの体は守られているのです。

4 〝ねらい打ちのT細胞〟より〝何でも攻撃のNK細胞〟

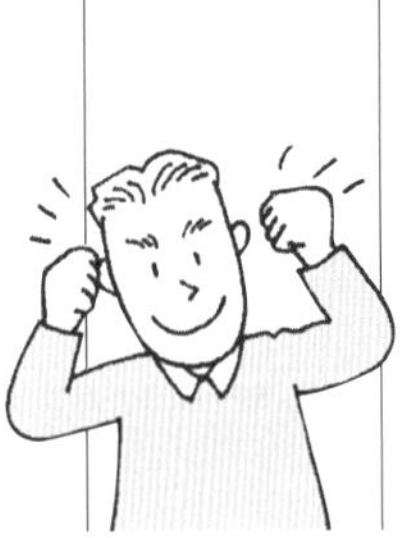

なぜ、NK細胞ががん治療に効果を発揮できるのか？

免疫反応のしくみがわかると、何であろうと異物なら攻撃するNK細胞より、敵をねらい打ちするT細胞のほうが、がん細胞を効果的にやっつけることができるのではないかと思われるかも知れません。

実際、医学界の専門家もそのようにみなし、NK細胞ではなくT細胞についての研究を進めたケースが非常に多いのです。

そこで、なぜ「何でも攻撃のNK細胞」が、がん治療に効果を発揮できるのかをわかっていただくために、T細胞とNK細胞の違いを見ていきましょう。

選ばれしエリート、T細胞の働き

Ｔ細胞は骨髄で産生され、胸腺へと送り込まれます。Ｔ細胞は司令官的な役割を果たしますが、そのためには高度な教育が必要となります。その教育を受けるために胸腺へと向かうのです。教育を受けたものだけが、一人前のＴ細胞として働くことができます。

しかし教育を受けたすべてのＴ細胞が司令官として合格するわけではありません。なんと９割が不合格となってしまうのです。不合格となった細胞はもはや役割を果たすことは不可能だと悟り、自ら消滅してしまいます。聞いたことがあると思いますが、これをアポトーシス（細胞の自殺）と呼びます。

難関を突破した残り１割のＴ細胞は、いわば選ばれしエリート細胞です。教育された内容は「自己」と「非自己」の見分け方。この能力があるために、先に述べたような相手を的確に攻撃するといったことが可能になるのです。

「自己と非自己を見分ける」といっても、赤と白を見分けるような単純なものではありません。非常に精密なプログラミングの中で行われているのです。

そして、この精密なプログラミングが、Ｔ細胞の最大のメリットであると同時に最大のデメリットなのです。

Ｔ細胞は「ひとつの敵の目印を憶え、それに対してしか反応しない」という制約の中で動いています。

残念なことに、この特徴が、がん治療に対する高いハードルになるのです。

Ｔ細胞ならではの能力が、がん治療では足かせに

敵の目印を憶えて確実に攻撃をしかけるＴ細胞の能力が、なぜがん治療のハードルになるのか、詳しくお話しましょう。

はしかや水疱瘡、おたふくかぜなどに一度かかれば（あるいはワクチンを接種すれば）、二度とかからずに済みます。これはＴ細胞の「一度目印を憶えた敵は必ず攻撃できる」という能力があるために他なりません。

そうした意味でＴ細胞の免疫反応はまさに素晴らしいシステムとしかいいようがありません。

ところで、はしかや水疱瘡は一度、ワクチンを接種すれば済みますが、インフルエンザはどうでしょうか？　毎年、摂取しなければなりませんよね。

●Ｔ細胞ががんを攻撃するには「目印」が必要

Ｔ細胞は、それぞれのがん細胞に対する最適な武器を持って攻撃をしかけていくという、まさに攻撃のエリート集団です。しかし、Ｔ細胞ががんに攻撃をしかけるときには、そのがん細胞が出している「目印」が必要なのです。せっかく覚えた敵の「目印」が変化しただけで、Ｔ細胞はそのがんを見落として素通りしてしまいます。残念ながらがん細胞はその「目印」を変化させたり隠したりしながら増殖していくこともあるのです。

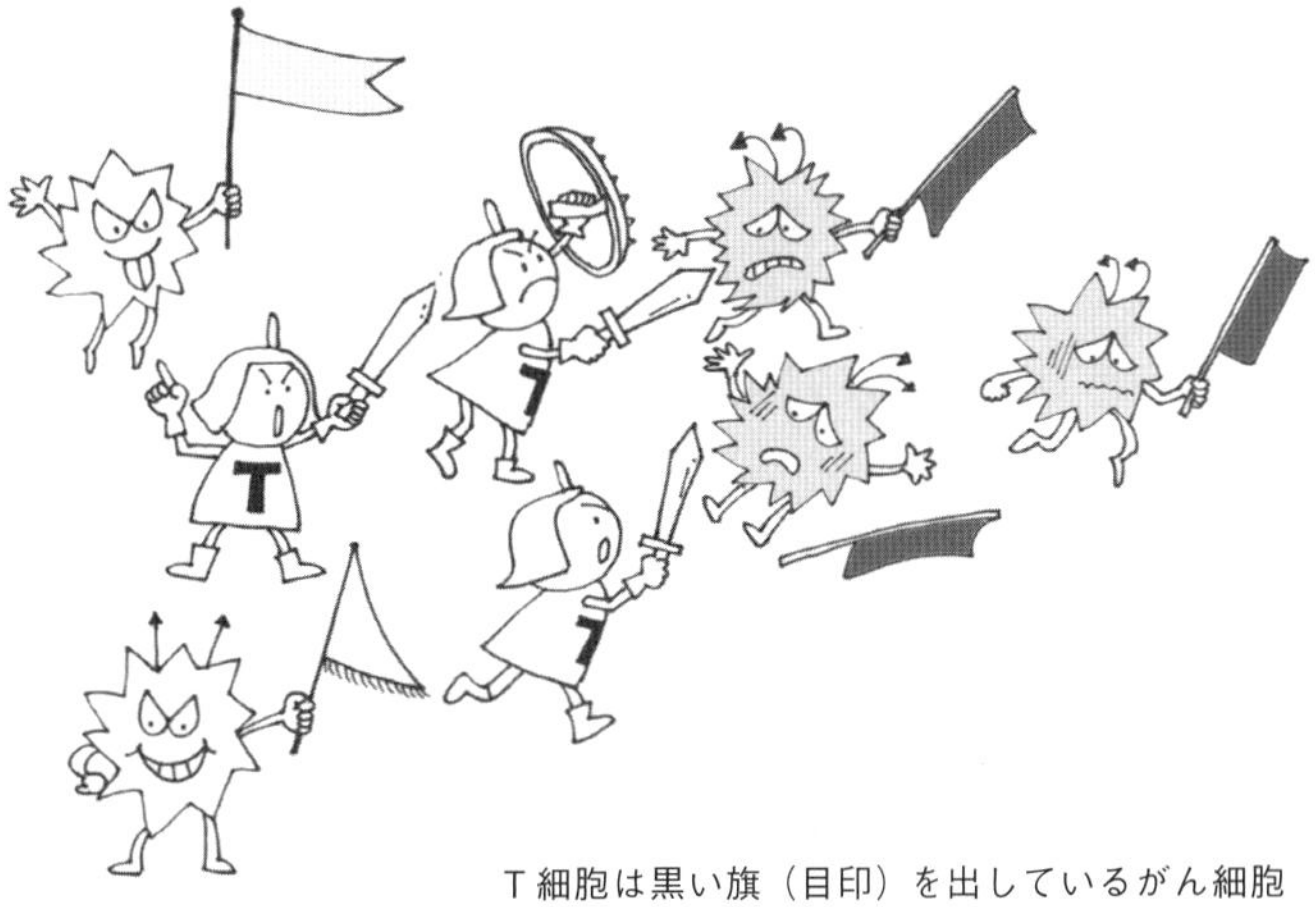

Ｔ細胞は黒い旗（目印）を出しているがん細胞には攻撃していくが、灰色や白い旗（目印）を出しているがん細胞は見逃してしまう。

それはインフルエンザの目印の形が、毎年、微妙に変わるからなのです。ほんのわずかな差であっても、目印の形が変わってしまえば抗体はまったく反応しなくなってしまいます。がん治療にもインフルエンザと同じことがいえるのです。

というのも、インフルエンザの抗原ではありませんが、がん細胞も種類によってわずかに異なるのです。Bというがん細胞に反応することができても、bというがん細胞には反応できないというのがT細胞です。

やっかいなことに、最初はAだったがん細胞が途中からaになるということもあります。抗生物質の効かない耐性菌ができてしまうことはよく知られていますが、がん細胞にもどうやらT細胞の攻撃を逃れるための「変身術」のような能力が備わっているようで、T細胞の目印となる標識を巧みに隠してしまうものがあるのです。こうなるとT細胞はお手上げになってしまいます。

患者さんのがんの抗原をT細胞に認識させようと試みる研究が続けられていますが、なかなか成果が見られません。T細胞を利用した免疫細胞療法は、このような理由から目の前に大きなハードルが置かれたままになっているのです。

COLUMN

この地上にあなたは たった一人しかいません。

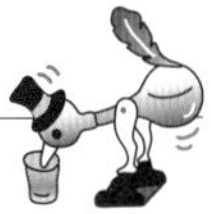

● NK 細胞の活躍でがん予防も…

インフルエンザが大流行している時に人混みを歩けば、誰でも必ずウィルスをちょうだいしてきます。それでも人によって発症しないのは、NK 細胞の活躍のなせるわざといっても過言ではないのです。

では、NK 細胞をはじめとする自然免疫細胞は、どのようにして自分と自分以外を区別しているのでしょうか。私たちの体には 60 兆もの細胞があります。その一つひとつにタンパク質でできた「自己」を表すマークがついています。この地上に、あなたは一人しかいない、誰もが唯一無二の存在であるということを、細胞が主張しているのです。

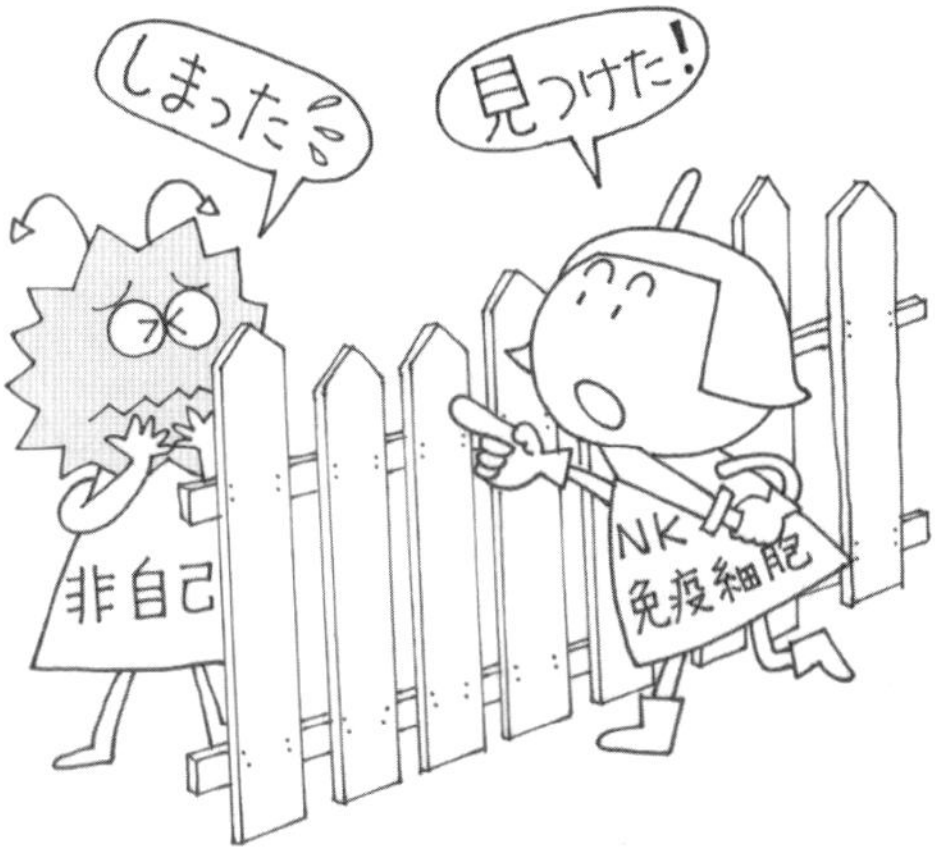

自由自在・応用自在が強みになる

ここでＮＫ細胞の特徴を再確認してみましょう。ＮＫ細胞はいつでも体内をパトロールしており、異物と判断すれば即座に飛びついて敵を攻撃します。

どれを異物と判断するか、いつ攻撃を仕掛けるか、どのように攻撃するか。これらの判断はすべてＮＫ細胞が行います。Ｔ細胞のように敵の目印を覚えてからという手順をふまえて出動するのとは、まったく異なっています。

「敵」というよりは「自分以外」と見るや攻撃するというシンプルさが、かえって「どんな敵であろうと攻撃可能」という自由自在、応用自在な活動へと繋がっていくのです。

ですから、どんな種類のがんであれ攻撃します。がんの抗原が攻撃を免れようと変装してしまっても、ＮＫ細胞は惑わされません。「非自己」である以上攻撃対象から外れることはないのです。したがって、標識を出していないがんに対してもＮＫ細胞は迷わず攻撃をしかけます。

ＮＫ細胞の活動が活発であれば、毎年変化するインフルエンザもなんのそのです。

インフルエンザが大流行している時に人混みを歩けば、誰でも必ずウィルスをちょうだいしてきます。それでも人によって発症しないのは、ＮＫ細胞の活躍のなせるわざといっても過言ではないのです。

ところで、ＮＫ細胞をはじめとする自然免疫細胞は、どのようにして自分と自分以外（非自己）を区別しているのでしょうか。

私たちの体には60兆もの細胞があります。その一つひとつにタンパク質でできた「自己」を表すマークがついています。この地上に、あなたは一人しかいない、誰もが唯一無二の存在であるということを、細胞が主張しているのです。このことを主要組織適合抗原（ＭＨＣ抗原、ＭＨＣとも呼ばれる）と呼んでいます。

主要組織適合抗原があるために、私たちは細胞レベルで家紋をつけているようなものです。そのために、別の家紋をつけたものが入ってくれば、たちどころにわかってしまうというわけなのです。

5 健康のカギを握るＮＫ細胞

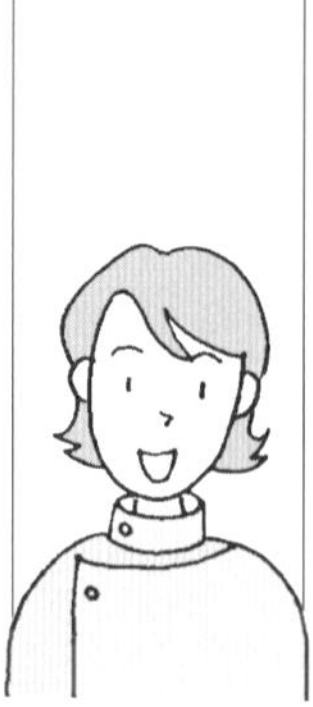

30歳以降になると活性が急低下するＮＫ細胞

かつて「20歳はお肌の曲がり角」などとよくいったものですが、実際に私たちは歳を重ねるほどに、「曲がり角」を実感するものではないでしょうか。

20歳で曲がり角を感じたとは思えませんが、30歳、40歳という節目を迎えた時はどうでしょう。

――疲れが取れにくくなった。

――胃腸の調子が悪いことが多くなった。

――気がついたら白髪が増えていた。

こんな理由から、「年かなぁ」というため息が聞こえ始めるのは、だいたい30歳を過ぎる頃からでしょうか。

実はこの30歳という年齢は、ＮＫ細胞の働きが低下していくスタート地点でもあるのです。体が弱くなったり疲れやすくなったりした状態を、「免疫力が低下している」と表現しますが、その歳の「免疫力」とは、「ＮＫ細胞がいかに活性しているか」に置き換えられるのです。

82頁のグラフ「ＮＫ細胞活性の年齢による変化」を見てください。

これは年齢によって変化するＮＫ細胞の活性度を表したものです。男性と女性では、男性の方がＮＫ細胞の活性は高いのですが、男女共に30歳を境目に活性度が低下しています。それも急降下といった低下の仕方です。

「年かなぁ」と感じられるのは、ＮＫ細胞の活性が低下しているのを実感していることでもあったのです。

さらに興味深いことがあります。80頁の下のグラフ「年齢階級別がん死亡率」をご覧ください。

こちらはがん罹患の年齢別変化を表したものです。ＮＫ細胞の活性が低下する30歳から10年もすると、がんによる死亡率が急激に増加します。ＮＫ細胞の活性度とがんの間には、明らかに相関関係があると見ていいでしょう。

● NK細胞活性の年齢による変化

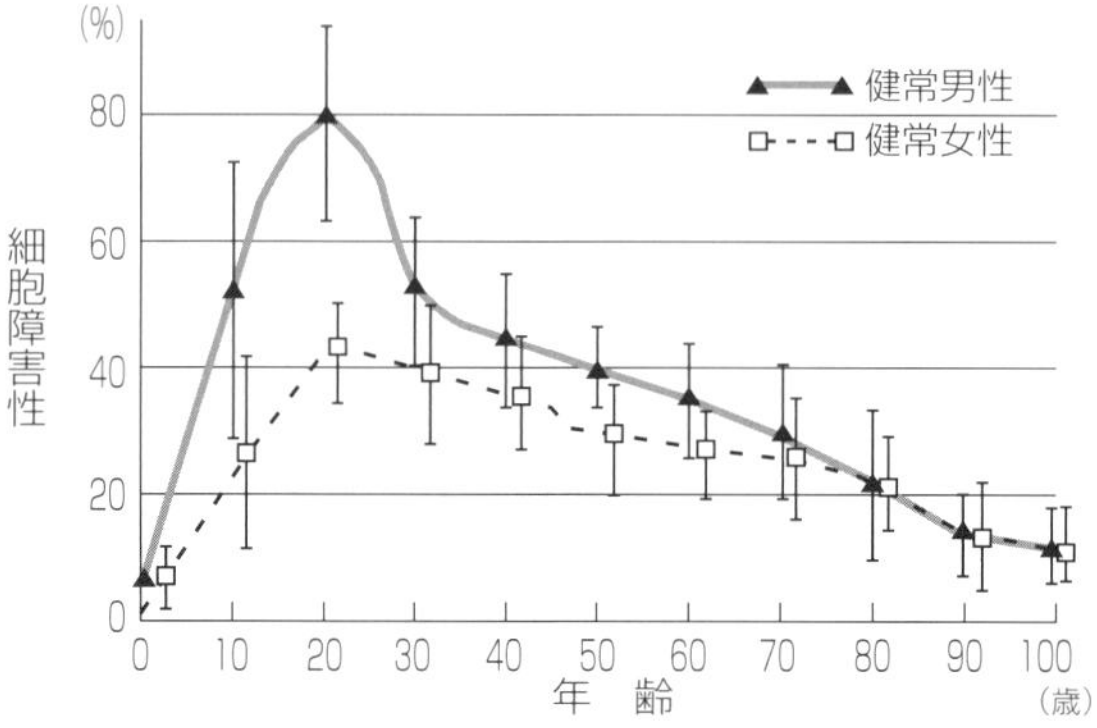

(Medical Practice 編集委員会編『臨床検査ガイド94』文光堂　p.804より)

●年齢階級別がん死亡率

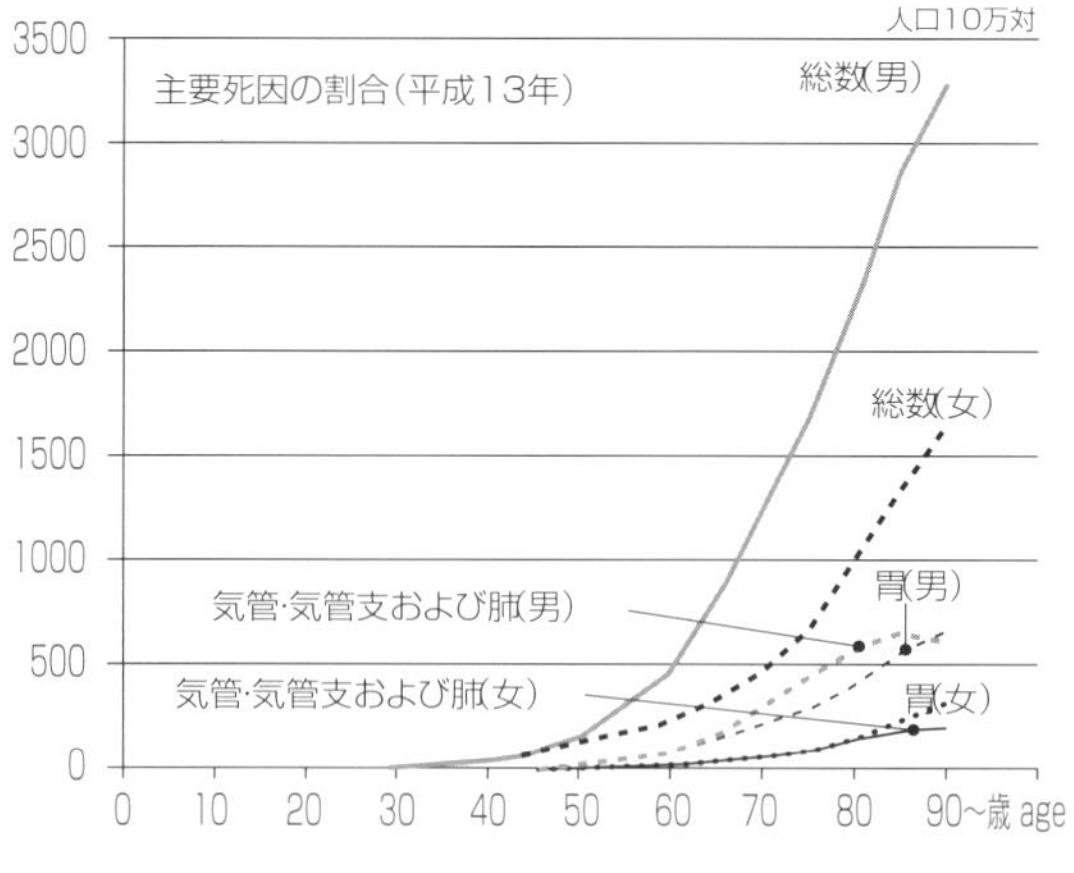

このことからしても、ＮＫ細胞の活性がいかに健康維持やがんの闘病に重要であるかがわかります。

ＮＫ細胞活性は微妙なバランスで保たれる

昨今は免疫ということばもすっかり定着しました。免疫力を上げるのはどんな食べものがいいか、どんな生活の工夫をすればいいか、といったことも頻繁に取りあげられるようになりました。

実際、食事の内容や睡眠、ストレスなどによって免疫力は変化します。つまり、ＮＫ細胞の活性度が上がったり下がったりするのです。

30歳以前でも、極度のストレスを受け続けているとＮＫ細胞の活性度は低下します。暴飲暴食や睡眠不足、お酒の飲み過ぎや煙草によってもＮＫ細胞は元気を失ってしまいます。若い女性に極端なダイエットをする人が増えていますが、これもＮＫ細胞の活性を低下させてしまいます。きれいになりたいと願ってダイエットをしているはずなのに、これでは健康も美容も損なってしまいます。

ＮＫ細胞の活性をよりよい状態に保つには、バランスの良い食事と適度な運動、充分な睡眠など、基本的なところはなるべく実行しておきたいものです。

具体的に自分のＮＫ細胞の活性度はどれぐらいなのか知りたい場合、血液を採取して測定する方法があります。

ご自分の免疫力を測定したいという場合は、高度活性化ＮＫ細胞療法を導入している医師やクリニックに相談することをお勧めします。

6 高度活性化ＮＫ細胞療法のメカニズム

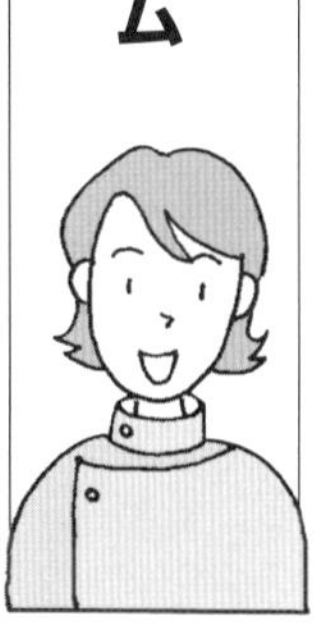

患者さんの血液を用いる完全オーダーメイド治療

免疫についての基礎知識とＮＫ細胞の重要性をわかっていただいたところで、いよいよ高度活性化ＮＫ細胞療法についてお話していきましょう。

簡単に説明すると、異物と見れば変装して免疫の目をごまかそうとしているがん細胞さえも攻撃する能力を持っているＮＫ細胞の活性を高めることによって、患者さんのがんと闘う力を引き出そうというものです。

高度活性化ＮＫ細胞療法では、患者さんご自身の血液が非常に重要となります。

血液から患者さんのＮＫ細胞を分離するからというのが第一の理由。そして、そのＮＫ細胞を培養する際の栄養を補給するためにも血液が使われるというのが第二の理由です。

ＮＫ細胞の培養は体外で行うのが重要

ところで、ＮＫ細胞の特徴として、がん細胞があるとＮＫ細胞が活性化しないという点がありますまだはっきりはわかっていませんが、どうやらがん細胞にＮＫ細胞の活性化を抑制するサイトカインを放出する作用があるのではないかと考えられています。

先にインターロイキンやインターフェロンなど免疫細胞を活性化させる物質としてサイトカインを紹介しましたが、がん細胞も自分を守るためにサイトカインを作り出す能力が備わっているようなのです。そして、最も怖れている敵であるＮＫ細胞の働きを抑えようとしているのではないでしょうか。

活性が低下したＮＫ細胞はがんに対して何の反応も示しません。目の前に獲物があるというのに、催眠術にかかってしまったようにぼんやりと見過ごしてしまうのです。

末期がんの状態にある場合、相当な量のＮＫ細胞を抑制するサイトカインが放出されていることが予想されます。いわばがん細胞が増殖するための好都合な環境ができあがってしまっているというわけです。

このようにがん細胞のほうがイニシアチブを握っている場合、ＮＫ細胞を活性化させようとしても、なかなかうまくいきません。

●技術と手間をかけてＮＫ細胞を分離——高度活性化ＮＫ細胞療法の流れ

治療の理念はおわかりいただけたでしょうか。

免疫の類い希なる能力、自分自身の「治す力」を利用することの安全性をご理解いただければ、実際にどのように治療が施されるのか気になるところでしょう。

ここからはどのような流れで治療が行われるのかということと具体的にお話ししていきましょう。

ＮＫ細胞とＮＫ細胞を培養する際の栄養

●高度活性化 NK 細胞療法

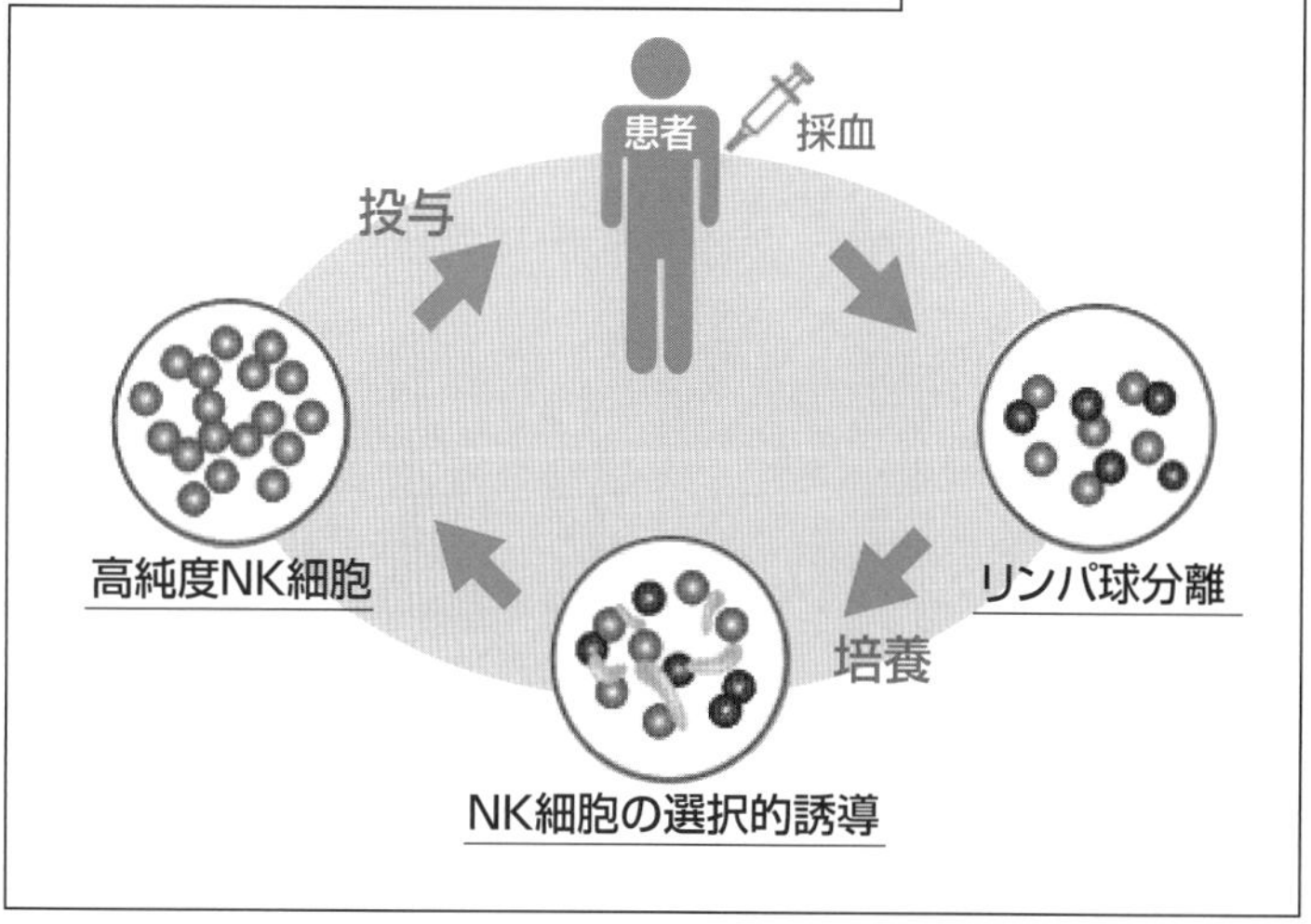

分となる血液を採取するということになると、それなりにたくさんの量の採血が必要なのではないかと思われることでしょう。

しかし、患者さんから採血する血液は、わずか50ccです。採血による負担感もほとんどゼロと考えて良いでしょう。

採取した血液は、先にも述べたようにまず分離というプロセスで、NK細胞だけを取り出します。

その際、非常に高度な技術が要求されます。NK細胞を取り出す医療器械を使用するのですが、何度となく分離作業をくり返さなければなりません。手間をかけながら慎重に行わないと、純度の高いNK細胞を得ることはできないのです。

厳重な管理のもとで行われる培養

無事にNK細胞が取り出されたら、次は培養というプロセスへと進みます。

培養にかかる時間は2週間。その間、管理は厳重を極めます。万が一、病原菌やウィルスが入り込んだりしたら、大変なことになってしまうからです。ここで細心の注意を払わない

●血球の種類

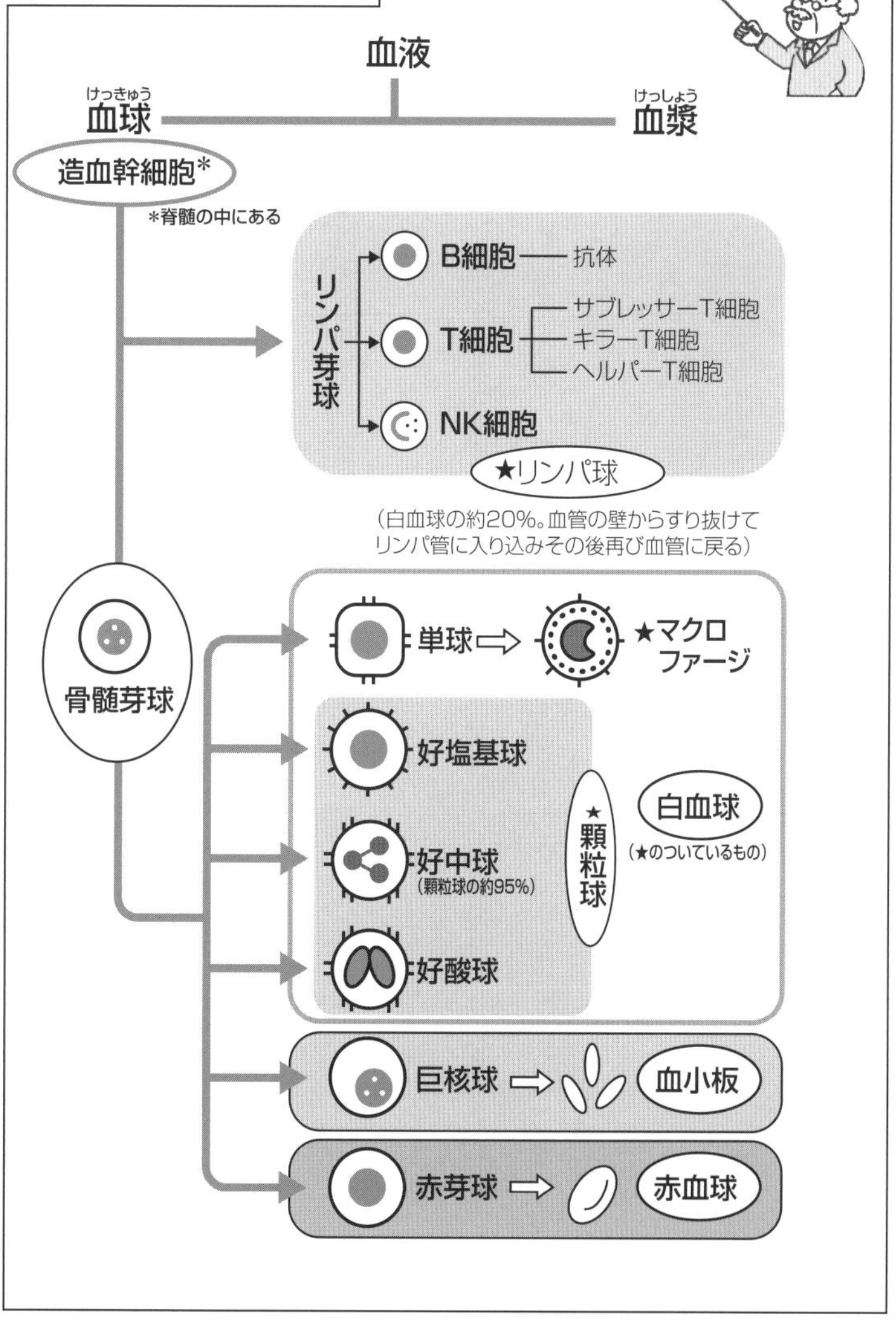
血液
血球《けっきゅう》
血漿《けっしょう》
造血幹細胞*
*脊髄の中にある
リンパ芽球
B細胞
抗体
T細胞
サプレッサーT細胞
キラーT細胞
ヘルパーT細胞
NK細胞
★リンパ球
（白血球の約20%。血管の壁からすり抜けて
リンパ管に入り込みその後再び血管に戻る）
骨髄芽球
単球
★マクロファージ
好塩基球
好中球
（顆粒球の約95%）
好酸球
★顆粒球
白血球
（★のついているもの）
巨核球
血小板
赤芽球
赤血球

と高度活性化ＮＫ細胞療法そのものが実行不可能になってしまいます。

手間をかけて分離したＮＫ細胞ですが、その数は決して多くなく、活性度も低下しています。がん患者さんの血液ですから、それも仕方ありません。ですから培養によって数を増やし、活性も高めるのです。

そのために使われる物質が、免疫細胞が放出するサイトカインの一種であるインターロイキン２です。免疫細胞を活性化させる存在として、先に出てきましたね。

インターロイキン２はＮＫ細胞に作用を及ぼすサイトカインの中で最も大きな影響力を持っています。インターロイキン２を添加することによって、ＮＫ細胞は増殖するうえにキラー活性も促進します。がんと闘う戦士の数が増え、そのうえ彼らの能力がパワーアップしたとイメージすればいいでしょう。

この増殖とパワーアップが効率よく確実に成されるための栄養素もすでに患者さんの血液から取り出されており、インターロイキン２と同時に使用されます。

最終的には、２週間の培養期間で、ＮＫ細胞も数百〜数千倍となります。（培養後のＮＫ細胞の量は約10億個となります。約10億個のＮＫ細胞というのは通常の健康な人が持っている

ＮＫ細胞の量の約10倍です。なお、ＮＫ細胞の数値は目安であり、培養期間や患者さんの容態によって異なります。）

こうして圧倒的な数となり、しかもがんをやっつける力を倍増させたＮＫ細胞は、点滴によって患者さんの体内へと送り込まれます。

この時点で、患者さんのＮＫ細胞活性は非常に高くなります。つまり免疫力がとほうもなくパワーアップするのです。

がん細胞が放出するサイトカインのために攻撃力を失っていたＮＫ細胞は、もはや的確にがんを見極めて攻撃をしかけます。

高度活性化ＮＫ細胞療法は、このような方法で行われます。患者さんの状態にもよりますが、平均１クール６回を行うことになります。

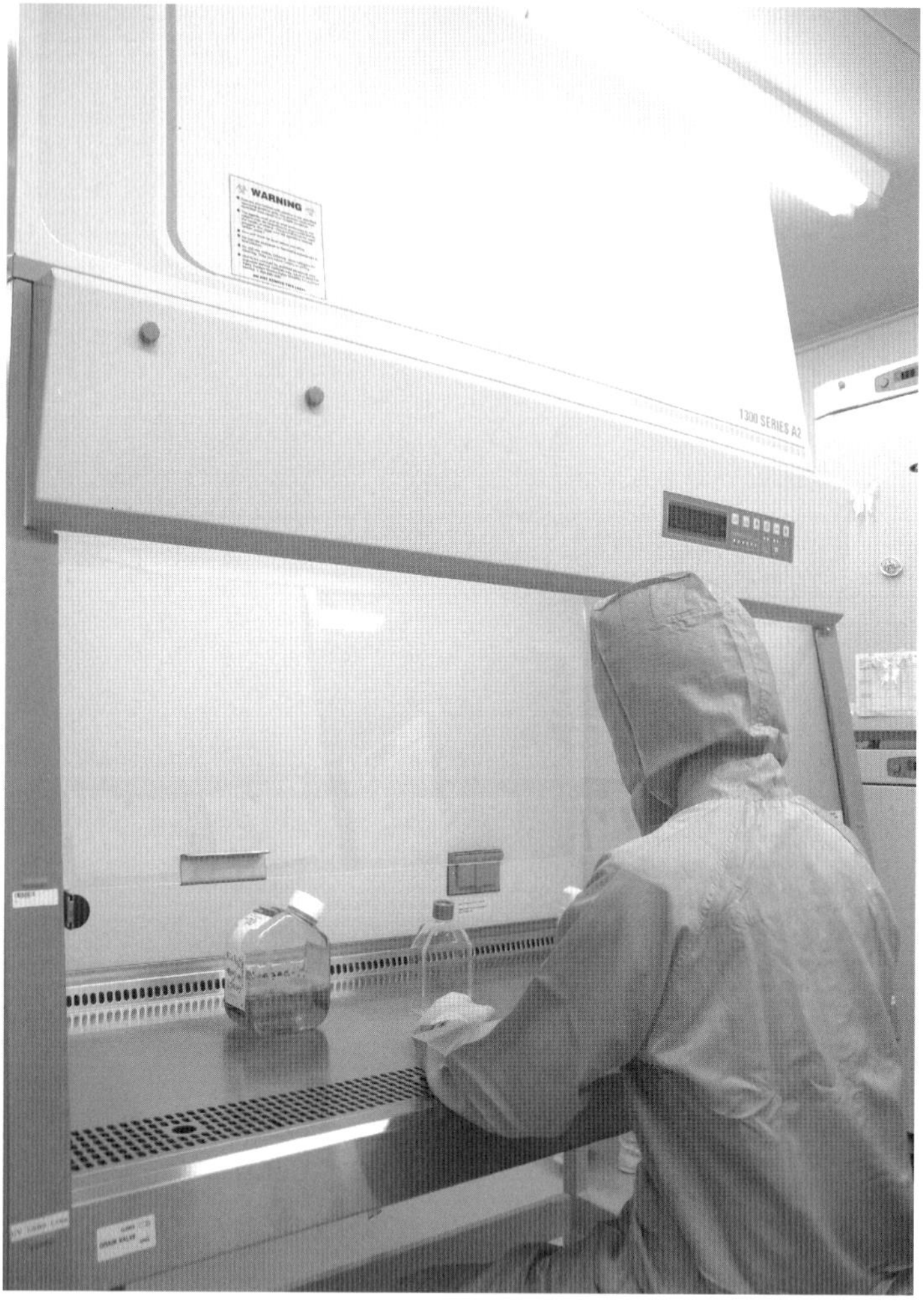

ラボでのNK細胞培養の様子。厳重な管理の下、2週間かけて培養され、
NK細胞の数は10億個ほどに増加する。

７ 高度活性化ＮＫ細胞療法の可能性

どんながんにも効果を発揮する

ＮＫ細胞についての研究はここ20年ぐらいの間にかなり発展する中で、ＮＫ細胞を使用した免疫細胞療法もいくつか誕生しました。その中で実際に効果を期待できるものについては、さらなる研究と研鑽がなされました。

そんな状況の中、高度活性化ＮＫ細胞療法は数ある免疫細胞療法の中でも最先端の治療法に属しているといえます。

高度活性化ＮＫ細胞療法に秘められた可能性は医師でさえ驚かされることがままあります。

がん難民といわれる患者さんが増えていますが、これまでの治療法で「手の施しようがない」といわれた人たちが、がんを克服した例は後を絶ちません。

ここでは高度活性化ＮＫ細胞療法にどれほどの可能性が秘められているか、あげていってみましょう。

通常治療といわれる三大治療法では、がんが発症した場所によって治療法が変わります。抗がん剤を例にあげると、乳がんには効いても肺がんには効かない、大腸がんには効いたのに肝臓がんには効かない、といったことがあるのです。

がんは転移しますので、複数の場所にがんが発症するのはよくあることです。しかし、このように場所によって効果が異なるため、優先順位をつけて治療をしていかなければなりません。

つまり、肺がんで脳転移であった場合、脳転移の影響が大きければ、まずそちらを優先的に治療していくというわけです。

単一のがんでも通常治療では対応が難しいがんもあります。胆道系のがんや膵臓がんは非常に難しいとされます。

その点、高度活性化NK細胞療法はどんな場所にできたがんに対しても有効性があります。非常に多くの活性化したNK細胞を患者さんの体内に戻すと、それらはたちまち血液に乗って体内を駆けめぐります。血管のあるところなら、全身どこへでも行くのです。

そして、行く先々で出会ったがん細胞を次々とやっつけていくのです。

極端な話ですが、どこにどれほどがん細胞があったとしても、高度活性化ＮＫ細胞療法なら効果を期待できるのです。

進行がん・末期がんでもあきらめる必要はまったくナシ

病状がかなり進んでしまった進行がんや末期がんでは、通常治療がまったく効かないことがよくあります。また、患者さん自身の体もかなり弱っており、治療ができたとしてもダメージが大きすぎ、かえって悪化させてしまうことさえあります。

そうなると、ほとんどの患者さんが治療をあきらめてしまいます。あとは緩和処置といって、激しい痛みなど、がんがもたらす苦痛をなんとか軽減するのがやっとということになります。

このような場合でも高度活性化ＮＫ細胞療法にはできることがまだまだあります。治療をあきらめる必要もなければ、生きる希望を失う必要もありません。

複数箇所にかなり進行したがんのある患者さんが回復した例もあります。これは高度活性

C O L U M N

がん治療を支えている「三大治療法」の“プラス 1”として現代医療の限界を補完する「希望の治療」の役割

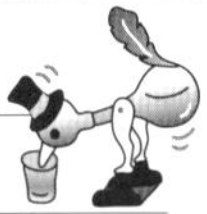

●「がん退治を絶対にあきらめない」完全防備

現在のがん治療は、さまざまな治療を組み合わせた「集学的治療の時代」と呼ばれています。その中心となるのは患者さんの病期に応じて行われる「手術・放射線療法・薬物療法」の三大治療法で、これらの方法は現在のがんの優れた対処法として標準治療となっています。しかし、これらの万全な処置を配している時でも、進行性のがんはさまざまな柵を乗り越えて再発し、転移し続けます。NK 細胞療法はこうした場合に、三大治療法を補完するもう一つの希望の治療として存在しています。いわば「がん退治を絶対にあきらめない」完全防備を目標とした“プラス 1”が先端免疫細胞療法であるということです。

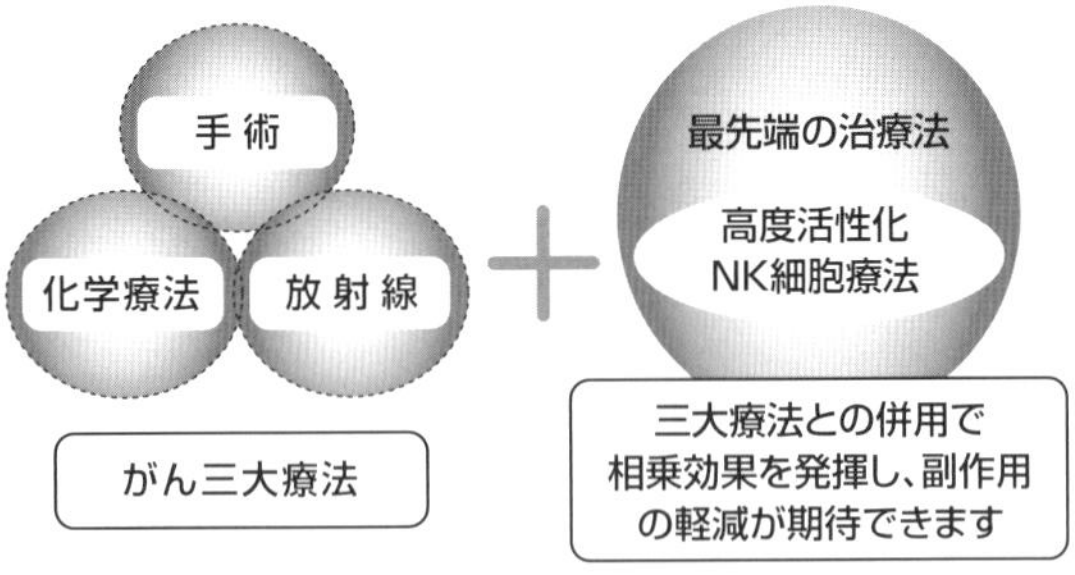

化ＮＫ細胞療法によって免疫力が向上することによって、悪循環に陥っていたのが一気に好循環へと持っていくことができたというケースと考えられます。

ただ、がん細胞がかなり大きくなっていたり、転移が多い、量が多いとなると、高度活性化ＮＫ細胞療法の効果が薄まってしまうのは避けられません。元気いっぱいのＮＫ細胞を大量に送り込んでも、相手が非常に強敵だと、どうしても苦戦してしまうというわけです。

このような場合、投与ペースを早め、治療回数を増やすことによってある程度は対応できます。回数を重ねることによって、弱った体の状態もかなり回復するので、患者さん自身に闘う意欲も出てくることでしょう。前向きになること、希望を失わないことは、免疫力をアップさせることにも繋がるので、非常に大切です。

再発や転移がんにも適応する

がんの特徴に転移や再発があるのは何度も述べました。そして、これががんという病気に対する治療を困難にしているのです。

手術ですべて取ってしまったように見えても、再発したり、大腸から肝臓へなど遠隔転移したりするのです。

再発や転移した場合、三大治療法では治療が非常に難しくなり、リスクが高くなってしまいます。最初の治療では効果のあった治療法がまったく効かなくなるということも珍しくありません。

では、どんな治療法が有効なのか戦略を変えるためには、かなりの試行錯誤が必要となります。その試行錯誤の段階で、患者さんの体が大きなダメージを受けてしまい、かえって病状が悪化することもあり得ます。

高度活性化ＮＫ細胞療法は、このような時でもスムーズに導入することができます。最初にできたがんであろうと、再発がんや転移がんであろうと、高度活性化ＮＫ細胞療法は平等に効果を発揮します。

がんは集学的治療で行うものです。あらゆる選択肢の中から患者さんに最適な治療法を選んでいくことが重要です。

高度活性化ＮＫ細胞療法を導入すれば、その効果を見ながら、あらゆる治療法を検討することが可能になります。再発がんや転移がんでも、治療法の選択肢が格段に増えるのです。

再発の予防としても高い有効性

現在の通常治療では、がんの摘出手術をした後に再発を防ぐ目的で抗がん剤を使用するのが一般化しています。

確かに抗がん剤は検査で発見できない微細ながんでさえも殺してしまうといわれていますが、同時に免疫細胞までも殺してしまいます。

手術後の患者さんは免疫力が非常に低下している状態にあります。そこに抗がん剤を投与してしまえば、どれほど免疫力が落ちてしまうかわかりません。免疫力が極端に低下してしまえば、がんの再発を防ぐどころか、ちょっとした細菌やウィルスに対しても負けてしまいます。

再発を予防するという観点からも、高度活性化ＮＫ細胞療法は非常に有効な手段だといえます。

健康な人でも毎日５０００個ものがん細胞が生まれているのです。それでもがんが発病しないのは免疫力が高いためです。

低下した免疫力を高めて、健康な人と同じレベルにもっていくことができれば、例えがん細胞が発生したとしても免疫細胞が殺してくれるため、再発を免れることができるというわけです。

生活習慣病の予防としても

いまやがんと同様、生活習慣病も深刻な問題となっています。

糖尿病予備軍は今や三人に一人ともいわれていますし、高血圧や高脂血症など血液関係の疾患が引き金となる動脈硬化や脳梗塞になる人も少なくありません。

こうした生活習慣病も、やはり免疫と深い関係にあります。

30歳を過ぎるとがん細胞を退治するNK細胞が激減してしまいますが、生活習慣病が増えるのもやはり同じ時期です

がん予防や生活習慣病予防にサプリメントを摂取したり、食事や運動に気をつける人も増えていますが、こうしたいわゆる民間療法的なものは確実性には乏しいのが現実です。

高度活性化NK細胞療法は、がん予防はもちろん動脈硬化など生活習慣病がきっかけの炎症反応性の疾患にも、広く使ってみてほしいと考えています。

COLUMN

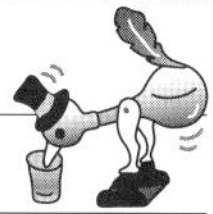

高度活性化ＮＫ細胞療法はインフルエンザ予防にも効果を発揮します。

●免疫力そのものを高める万全の体勢

毎年秋頃からインフルエンザに備えて予防接種をする人が出てきます。この時のワクチンというのは、その年に流行するだろうというインフルエンザのタイプを予想して量産しています。予想である以上、外れることもありますから、せっかくワクチンを接種してもまったく効果はありません。

しかし高度活性化ＮＫ細胞療法なら、インフルエンザがどんなタイプであろうともまったく関係ありません。免疫力自体を高めるのですから、ほぼ万能といっても過言ではありません。

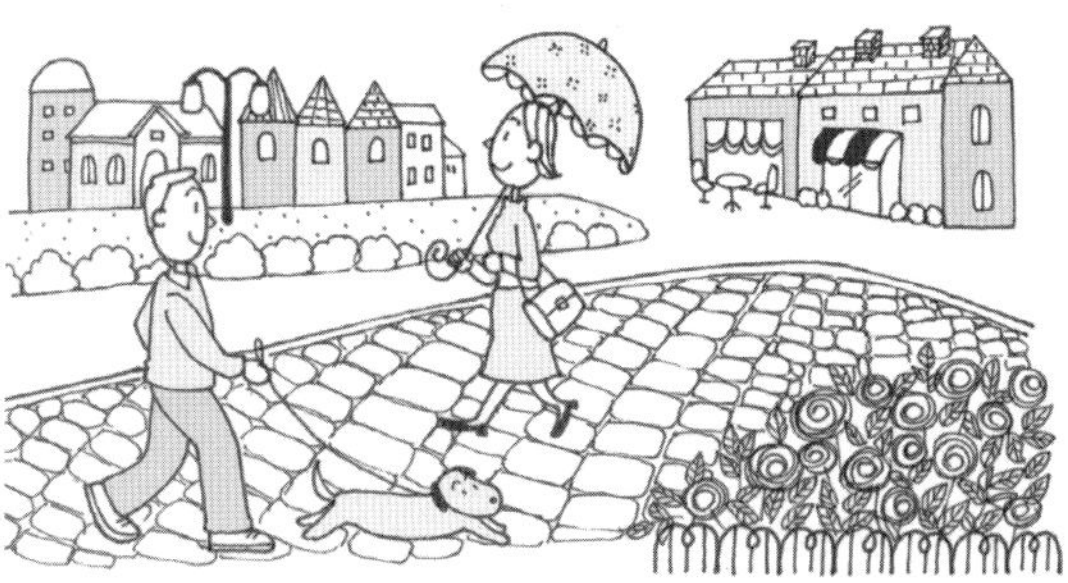

もっと身近なところでは、毎年のインフルエンザ予防としても行えます。

毎年秋頃からインフルエンザに備えて予防接種をする人が出てきます。この時のワクチンというのは、その年に流行するだろうというインフルエンザのタイプを予想して量産しています。予想である以上、外れることもありますから、せっかくワクチンを接種してもまったく効果はありません。

しかし高度活性化ＮＫ細胞療法なら、インフルエンザがどんなタイプであろうともまったく関係ありません。免疫力自体を高めるのですから、ほぼ万能といっても過言ではありません。

このように高度活性化ＮＫ細胞療法はがん治療に大きな効果を期待するのはもちろんのこと、私たちの健康維持のためには計り知れない可能性を秘めているのです。

8 通常治療との併用で治療全体の効果が上がる

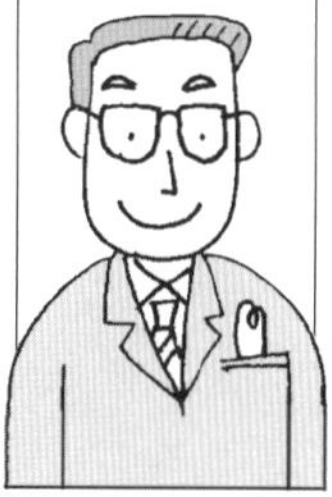

手術との併用でダメージを最小限に抑える

高度活性化ＮＫ細胞療法は三大治療法を否定する治療法でもなければ、対抗する治療法でもありません。

むしろ通常治療と併用することによって、がん治療によりよい結果を出すことができるのです。

実際に、高度活性化ＮＫ細胞療法を行っている日比谷内幸町クリニックや博多駅前クリニックの患者さんの７割が通常治療を併用しています。

そして、どのような形で併用していくのか、そのスタイルも患者さん一人ひとりの状態によって完全オーダーメイドが可能です。

例えば、手術で取り除けるものは取り去ってしまい、取りきれなかったものを高度活性化

ＮＫ細胞療法を使って消滅させるのです。

または、高度活性化ＮＫ細胞療法を先に行って病巣をできるだけ小さくしてしまい、それから手術するという方法も可能です。切除範囲が小さくなるので、身体的ダメージは大幅に減ることになります。

患者さんの病状次第で組み合わせはどのようにもできます。術後、術前、あるいは手術を挟んで両方行うなど、あらゆる方法が考えられます。

休薬期間の利用で免疫力をベストな状態へ

抗がん剤治療との併用ももちろん可能です。

後で紹介する症例では、同時進行で行う患者さんが非常にたくさん見られます。抗がん剤によって低下してしまった免疫力を上げることで、効率よくがんを叩くことができるうえ、副作用を軽減できます。

また抗がん剤の休薬期間に高度活性化ＮＫ細胞療法を行うことも非常に有効です。

抗がん剤が体内にない休薬期間中は、がんにとっては増殖する好都合な状況です。そこを狙って高度活性化ＮＫ細胞療法を行い、強力なＮＫ細胞を体内へ送り込みます。これで休薬期間中のがんの増殖は防げます。

休薬期間が終わって抗がん剤治療が再開すれば、またしてもがんは増殖できない。このように抗がん剤と高度活性化ＮＫ細胞療法をくり返すことによって、がんに増殖させる隙を与えないようにするのです。

がん細胞が年中攻撃にさらされることになるこの方法は、非常に効果的な治療法になるはずです。

希望を持つことはがん治療に不可欠

ここまで高度活性化ＮＫ細胞療法のメカニズムと、その可能性についてお話してきました。例え「通常治療ではもう手の施しようがない」といわれても、あきらめる必要はまったくないということがおわかりいただけたと思います。

何度もくり返しますが、希望を失わないことというのは、がんと闘ううえで非常に大切なことです。

生きる希望をなくし、闘う意欲をなくしてしまった時、患者さんの免疫力はどん底に落ちてしまうといっても過言ではありません。がんにとっては好都合な状況へとなるわけです。しかし、高度活性化ＮＫ細胞療法という選択肢があること、しかもそれは非常に理にかなった方法であり、副作用など闘病につきもののつらく苦しい思いをほとんどしなくても済むということは、患者さんにとって大きな希望になるはずです。

希望に繋がる治療という点も、高度活性化ＮＫ細胞療法の大きなメリットかも知れません。具体的な数値で表されたわけではありませんが、希望と前向きに闘う意志を持った患者さんは、高度活性化ＮＫ細胞療法の効果もより出やすくなることでしょう。

次の章では、このように高度活性化ＮＫ細胞療法によって希望を見出した患者さんたちの例をご紹介しましょう。

COLUMN

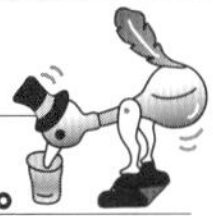

抗がん剤の厳しい副作用のため、がん治療を断念してしまう人がいます。そんな場合でも最先端免疫細胞療法を受けることはできます。

●抗がん剤治療と併用することも可能です

「抗がん剤の副作用はなくなった！」というのは、あくまで以前に比べてかなり改善された、という段階の話です。その苦しみがなくなったわけではありません。抗がん剤に比べて副作用が極度に軽いとされるホルモン剤の場合でさえ、治療の苦しみやつらさから「ノイローゼ」になってしまう人もいます。しかし、副作用の極めて少ない先端免疫細胞療法はそうした心配はありませんし、体に負担のない治療を行うことにより、がん細胞を殺傷することができます。もちろん、抗がん剤治療と併用して、より完全ながんの再発防止対策を目指すことも可能です。

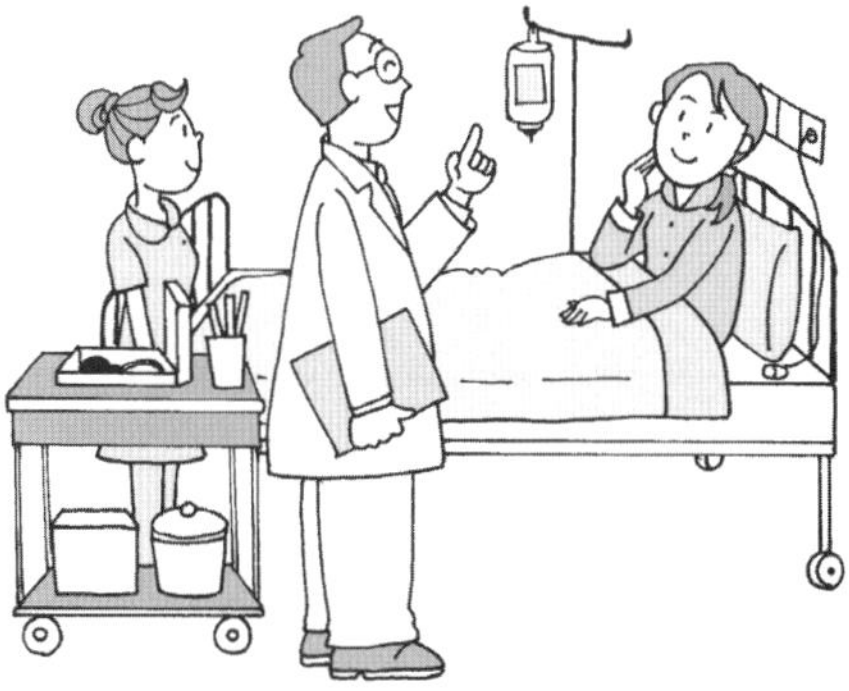

半世紀をかけて進化してきた免疫療法の歩み

▼あの〝丸山ワクチン〟も免疫療法の走りだった！

がんの免疫療法がスタートしたのは1960年代後半からです。それ以来、さまざまな紆余曲折を経て現在の免疫療法へと発展してきました。

がんの免疫療法が研究されるきっかけになったのは、1960年代後半に結核菌や溶連菌に感染した患者さんのがんが自然治癒したことです。間もなくピシバニールや丸山ワクチン、BCGが使われ始めました。

キノコから抽出した多糖類による免疫増強剤の研究報告もあり、シイタケ由来のレンチナン、サルノコシカケ由来のクレスチンが製剤化されました。これらはいわゆる「非特異的免疫療法剤（免疫賦活剤療法）0」といわれるもので、ガン治療に使用することで、ある程度の効果が見られ、世界中の医師や研究者が免疫療法に目を向けることになりました。

しかし、これらの薬剤が免疫にどのように作用し、どのような反応が起きたのか、なぜ、がんが治癒したのかという「メカニズム」は、当時の研究技術では解明されませんでした。

そのため、これらの薬剤はそれなりの効果を示し、多数の関心と共感を集めたにもかかわらず、標準的な治療にはなり得ませんでした。

そして、近年になってようやく、免疫療法剤の効果としくみが詳細に解明されるようになり、これまでの医学のあり方を変え、がん医療の新しい地平を開くものとして認識され

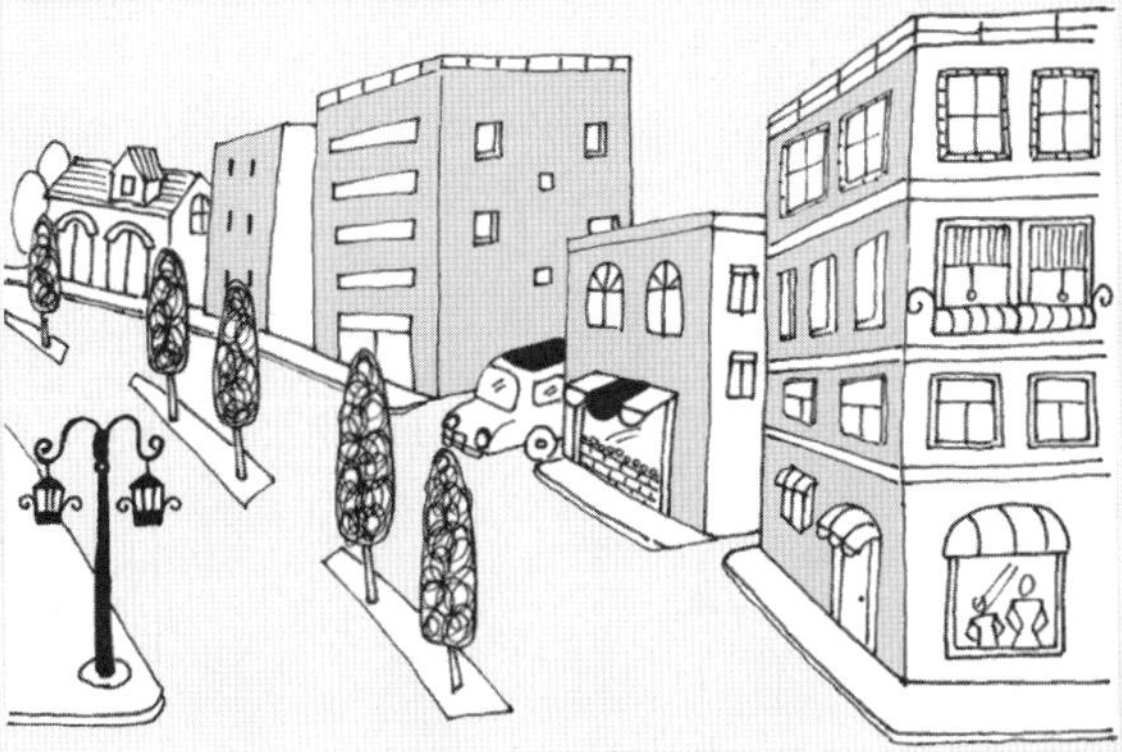

るようになりました。最初の登場から数えておよそ半世紀の時を経なければならなかったわけです。

このことは同時に、近年の医学と化学の急速な変容、すなわち免疫研究の進歩と遺伝子工学、分子生物学的手法がいかにめざましい達成発展を遂げたかということを逆に物語るものといってよいでしょう。

▼世界的に注目されたインターフェロン・インターロイキン

非特異的免疫療法剤の次に登場したのが「サイトカイン療法」です。非特異的免疫療法剤がどのようにがんを攻撃するのかという研究が進む中で、免疫療法剤の投与によって、「体内でインターフェロンやインターロイキン2といったリンパ球を増強するタンパク質が作られている」「増強したリンパ球ががん細胞を殺しているらしい」ということがわかってきました。

インターロイキン2は1970年代にT細胞を増殖活性化させる物質として発見され、世界的に注目されました。80年代に入るとNK細胞も活性化させることがわかったため、インターロイキン２はがんの特効薬になるのではないかという期待が集まりました。具体的には、インターロイキン２を患者さんに投与することによって「体内のＴ細胞やＮＫ細胞が活性化し、がんをやっつける」というように考えられたのです。

しかしＴ細胞やＮＫ細胞を活性化させるに充分なインターロイキンを投与するとかなり大量になってしまい、そうなると激しい副作用を起こしてしまうことが判明し、治療法として確立されませんでした。

同じサイトカイン療法で次に注目されたのは、インターフェロンを使ったものです。インターフェロンとはウィルスに感染した細胞が、ウィルスの増殖を防ごうとするときに放出される物質です。

インターフェロンには、α、β、γといった３種類があり、いずれもがんを直接攻撃したり、免疫細胞を活性化する作用があることがわかりました。

しかしインターフェロンが有効なのは慢性骨髄性白血病のみで、それもα作用だけが有効という結果が出ました。とはいえ、発熱や無気力、風邪のような症状、抗うつなどの精神障害が副作用として出てしまいます。

さらに、マクロファージが放出するTNF（Tumor Necrosis Factor）を利用することも考えられました。動物実験を行った結果、確かにTNFは短時間にがん細胞を縮小させることが認められましたが、人体では発熱や血圧低下などの副作用があり、必要量を投与できませんでした。

「サイトカイン療法」では、このように副作用が高い壁として立ちはだかったのです。しかし、こちらもごく最近になって免疫細胞療法と併用することによって一定の成果を出すことができるようになってきています。

▼「養子免疫療法」でも副作用の高い壁があった……

「サイトカイン療法」の次に出てきたのが養子免疫療法といわれるものです。

患者さん本人の血液を採取して、手を加えることによってT細胞を活性化します。これを患者さんの体内に戻すという考え方です。T細胞を養子として育て、患者さんに返すということから、「養子免疫療法」といわれるようになりました。

「養子免疫療法」にもいくつかあります。最も代表的なのは「ＬＡＫ療法」と呼ばれるものです。ＬＡＫとは「リンホカイン活性化キラー細胞（Lymphokine Activated cells）の略です。

この療法では、活性化したＴ細胞の働きをサポートするために大量にインターロイキン２を静脈注射によって補給します。その結果、やはり副作用が生じました。

そのうえ培養によってＴ細胞を活性化させたはずのＬＡＫ細胞が、がんの腫瘍に対してなぜか反応を示さないことがわかってきたのです。この時点でＬＡＫ療法は活用されなくなりました。

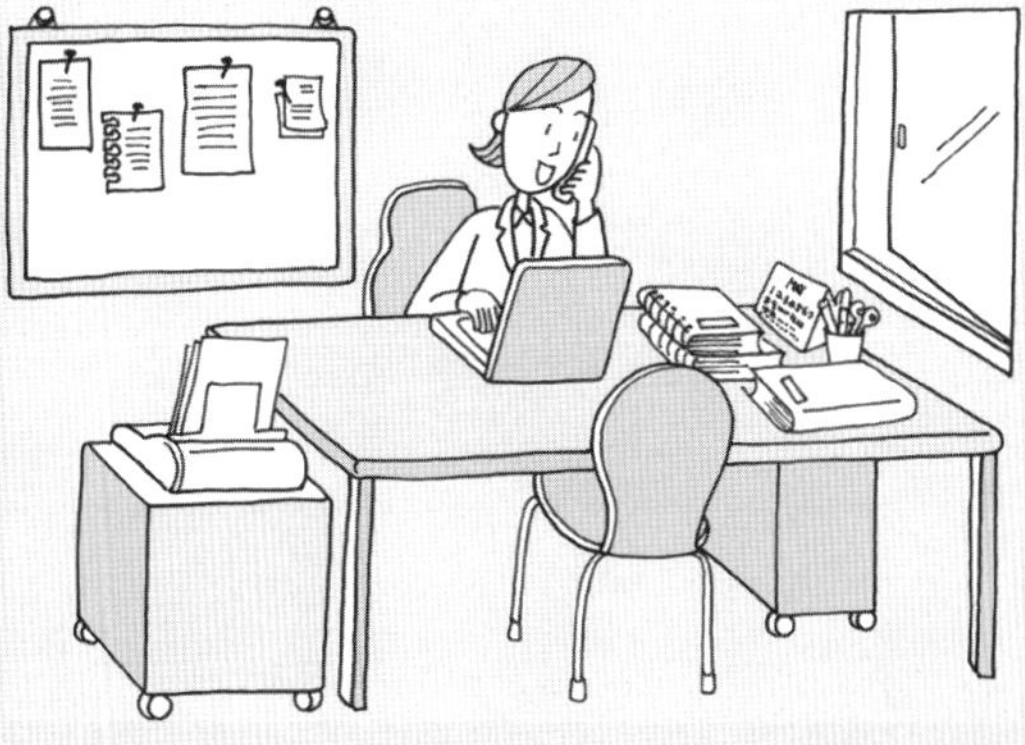

次に登場したのが「ＴＩＬ療法」です。ＴＩＬとは「腫瘍組織湿潤リンパ球（Tumor-Infiltrating Lymphocyte）」のことを表しています。がん細胞の周辺には攻撃態勢を整えたリンパ球が集まってくるようだと考えられていました。そのリンパ球を強化すれば、がんを消滅できるのではないかと考えられたのです。

実際には、がん細胞に集まってくるリンパ球を採取し、インターロイキン２を使用して培養したうえで患者さんの体内に戻すという方法をとります。

しかし、この方法でも副作用の高い壁が立ちはだかりました。手間がかかるわりには期待通りの結果が得られないということもありました。

こうしてＴＩＬ療法も治療法として確立されることは無くなったのです。

現在、高度活性化ＮＫ細胞療法が治療法として高い成果を上げていますが、このような結果の出せる免疫細胞療法が開発されるまでには、試行錯誤の連続、紆余曲折の連続という歴史があったのです。

第3章

高度活性化ＮＫ細胞療法の実際

がんを克服した患者さん

30人の治療内容と劇的効果

ベストな状態でがんと向き合う

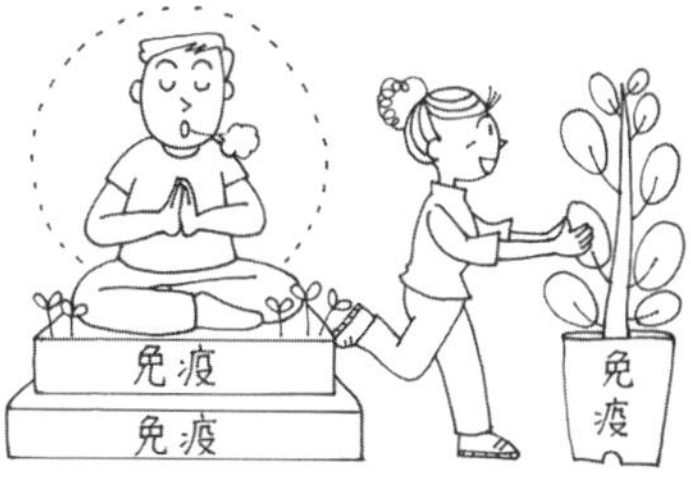

1 「あきらめない治療」――高度活性化NK細胞療法

がんを発症したからといって、絶望することはない

ここからは実際に高度活性化NK細胞療法を受けられた方々の症例をご紹介しましょう。症例は日比谷内幸町クリニックの禹雅祥先生および博多駅前クリニックの松本綾子先生からの報告です。

現在、日比谷内幸町クリニックと博多駅前クリニックでは、高度活性化NK細胞療法を受ける患者さんのおよそ7割が通常治療と併用されています。

高度活性化NK細胞療法のみでも確かな効果が出ているのですが、併用することによるメリットも見逃せません。

まだ高度活性化NK細胞療法が一般的ではないこともあり、患者さんのほとんどが通常治療を受けられているのが現実です。いきなり高度活性化NK細胞療法に切り替えるというの

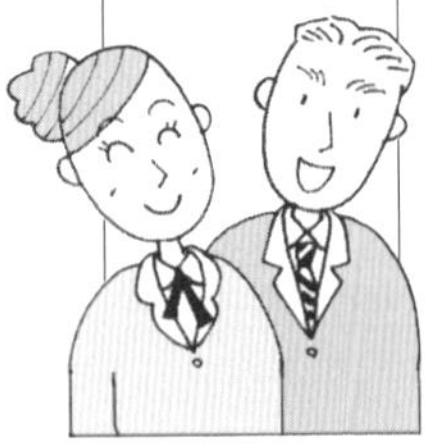

も勇気がいることでしょう。また、すでにかかっているお医者様との関係も大切です。

ここでご紹介する方々もそのような背景があり、高度活性化ＮＫ細胞療法と通常治療を併用するようになった方が多いのです。

いずれにせよ、高度活性化ＮＫ細胞療法によって治療の選択肢は拡がり、患者さんはよりベストな状態でがんとの闘いを迎えるようになったことは確かです。

そして確実にがんを克服し、旅行やゴルフなど趣味を復活された方もいれば、職場への復帰を果たした方もおられます。

仮にがんを完全に消滅させることができなかったとしても、元気だった頃の生活をあきらめる必要はありません。気長にがんとつきあいながら、通常の生活を続けることは不可能ではないのです。

がんを発症したからといって、人生をあきらめる必要はない。

症例をご覧いただけば、そう実感していただけることでしょう。

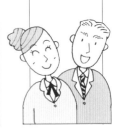

2 がんを乗りこえた患者さんたち

症例1　膵臓がん→肝臓・肺・胸膜へ転移（51歳　Nさん　女性）

抗がん剤治療と高度活性化ＮＫ細胞療法の併用にて、肝臓の転移などが消失！
経過は非常に良好で仕事にも復帰できました。

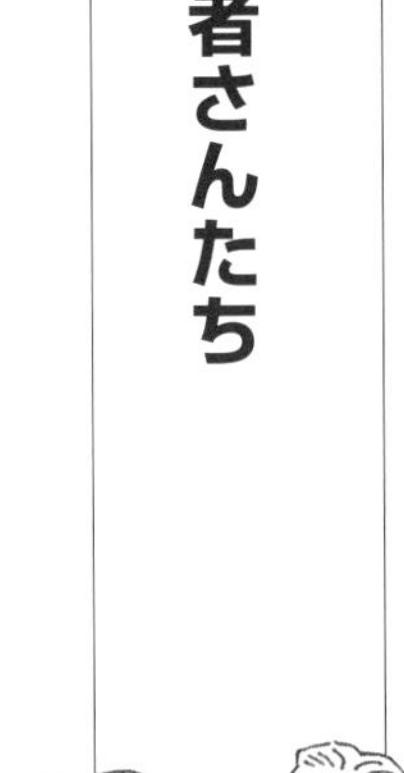

２００８年12月初旬頃から、下腹部痛・腹部膨満感・胸部圧迫感などの自覚症状を感じていたＮさん。年末から年始にかけて精密検査をしたところ、原発が膵臓がん（膵尾部）で肝臓、肺、胸膜への転移があり、がん性腹膜炎もあると診断されました。がん性腹膜炎は胸壁と肺に多発小結節が生じていました。このような状態では手術・放射線治療が不可能です。唯一抗がん剤治療だけが適用となりました。

ＮさんはＧＳ療法（ジェムザール＋ＴＳ１）を1月初旬より開始されました。

しかし、通常治療だけに頼るのではなく、他にも可能性のある治療法を試したいという思いをＮさんは抱いていました。そこで抗がん剤治療をしながら、高度活性化ＮＫ細胞療法を2月上旬から2週間に1回の投与ペースで開始しました。12月29日の腫瘍マーカー（ＣＡ19－9）は25万７５３１。1月21日の時点で31万８４１７まで上昇していました。

しかし2月12日に高度活性化ＮＫ細胞療法を1回投与した時点で、７３５５に低下。高度活性化ＮＫ細胞療法を4回投与した時点では、１４１まで低下しました。

他の腫瘍マーカー（ＣＥＡやＣＡ１２５）も着実に下がり続けました。

こうして抗がん剤治療と高度活性化ＮＫ細胞療法の併用治療を続けた結果、5月初旬のＣＴ画像で、肝臓や肺気管支リンパ節などの転移は消失。

原発である膵臓がんも消失傾向にあります。経過は非常に良好で、この調子で回復していけば、完全にがんが消失する可能性も十分あると考えられます。Ｎさんは様態が思わしくなく、治療を開始される前は1クールの治療が頑張れないのではないかと心配されました。

ところが1クールが終了される頃には、驚くほど体調が良くなられました。今では経過観察を続けながら、仕事にも復帰されています。

（⇩博多駅前クリニックにおける治療例）

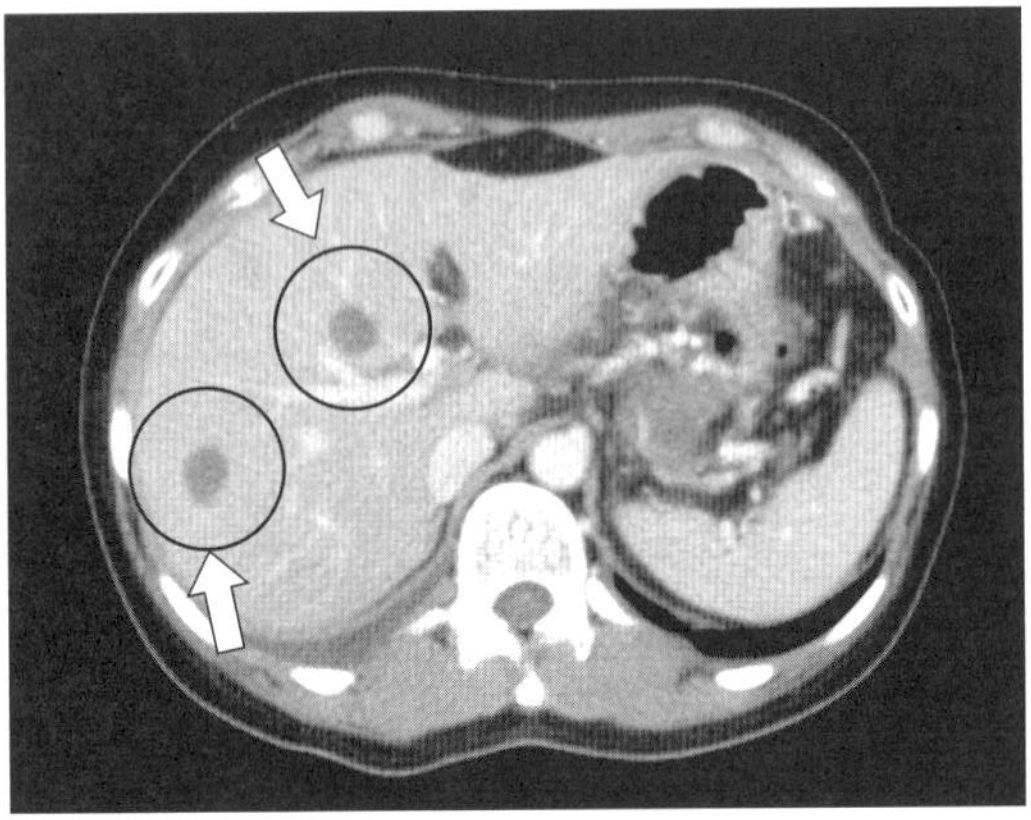

（治療前）

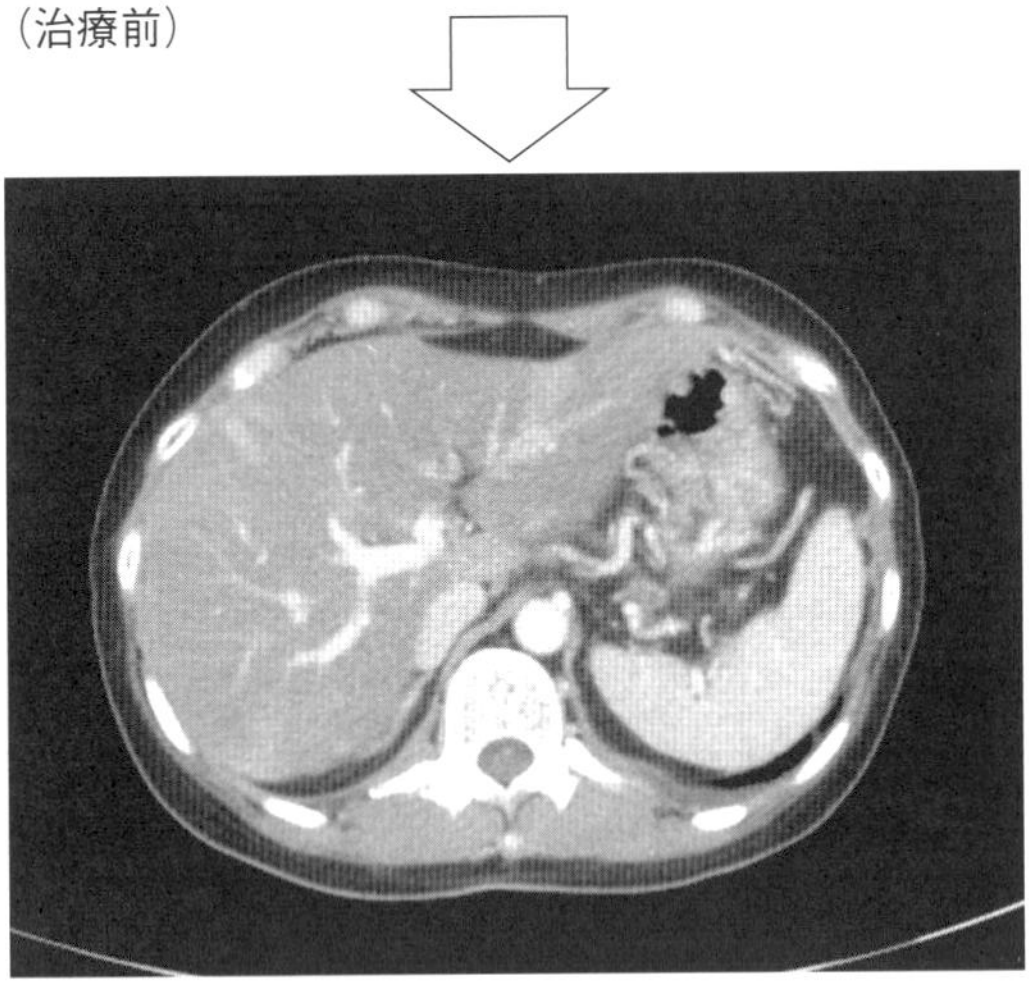

（治療後）

COLUMN

治療の難しい膵臓がんも抗がん剤との併用で消失傾向に

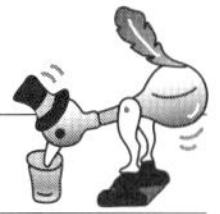

●仕事に復帰されたＮさんのケース

膵臓がんは初期症状があまり見られないため、発見された時にはすでに進行がんであることがほとんどです。膵臓の周囲には太い血管やリンパ節が存在しているため、全身にがんが転移しやすいのです。そのためＮさんも肝臓や肺気管支リンパ節にすでに転移していたのでしょう。

膵臓がんの場合、胃がんや大腸がんなどに比べて切除できる確率が少ないため、手術はまず無理ということがほとんどです。Ｎさんのように抗がん剤治療と高度活性化ＮＫ細胞療法を併用して行うのは、すでに転移が認められる進行がんにも適しています。Ｎさんはおよそ３カ月で転移がんが消失、原発の膵臓がんも消失傾向に。仕事復帰まで果たすほど元気になられました。

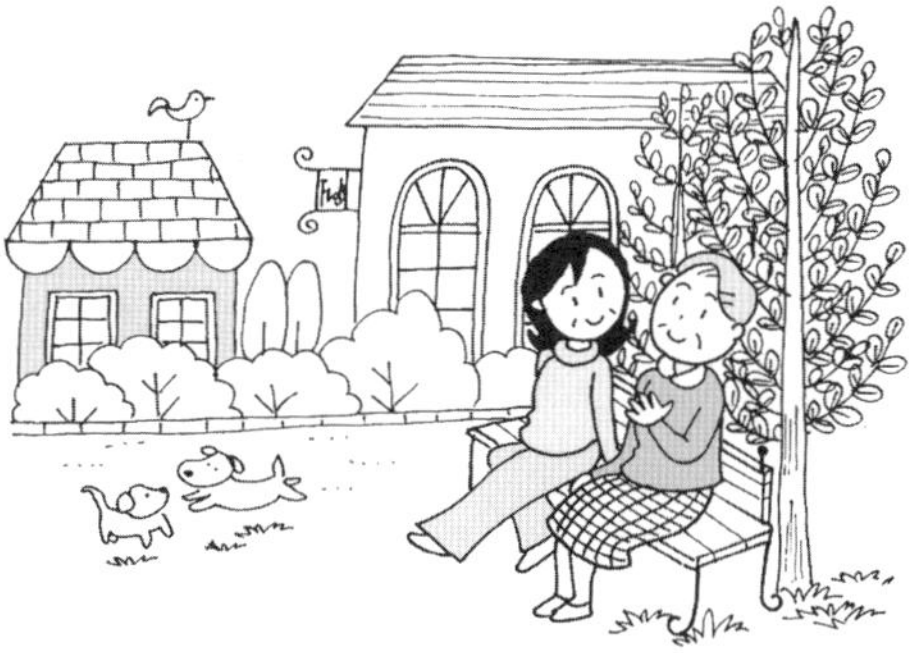

症例2　膵臓がん↓肝臓へ転移（57歳　Oさん　男性）

手術不可能、余命1年の宣告…。抗がん剤と高度活性化NK細胞療法との併用にて、腫瘍が消失！経過は非常に良好で仕事にも復帰！

背部違和感、倦怠感、下痢等の自覚症状のあったOさんは、国立病院で膵臓がん（膵体部）と診断され、肝臓にも転移が認められました。

すでにステージⅣというかなり深刻な病状で、手術で取り除く事は不可能、放射線治療も不可能でした。医師からは余命1年程と宣告されました。

唯一、化学療法だけがわずかながらも可能性があるとして、TS－1、ジェムザールという抗がん剤治療が始まりました。

しかし、Oさんはこうした通常治療だけに頼るのではなく、他にも可能性のある治療法を試したいということでした。

そこで抗がん剤治療の1カ月後、2008年12月から高度活性化NK細胞療法を月に1回投与のペースで開始しました。

抗がん剤と高度活性化NK細胞療法を併用したのです。

併用治療の経過中、ＣＴ画像評価で膵臓がん体部病変が15×10㎜だったのが10×９㎜へと縮小。肝転移巣ドーム直下は10㎜から６㎜へ、Ｓ８も13㎜から７㎜へ縮小。

高度活性化ＮＫ療法１クール終了後には肝転移巣は消失しました。

２００８年10月の腫瘍マーカーでＣＡ19－９は74（正常値37Ｕ／ml以下）でした。

高度活性化ＮＫ細胞療法を１回投与時点の２００９年１月には28まで低下し、高度活性化ＮＫ細胞療法を７回投与した時点の２００９年６月では９まで低下しました。

膵臓・肝臓の数値も正常化し、主治医からは「化学療法だけでこんなに速くがんが小さくなるのは珍しい。免疫細胞療法の効果があるのでしょう」といわれるほど、経過は非常に良好です。

２クール目を継続したところ、ＣＴ画像評価で膵臓・肝臓に腫瘍を指摘する事ができませんでした。

この調子で回復していけば、完全にがん細胞が体内より消失する可能性も十分あると考えられます。

その後は経過観察を続けながら、高度活性化ＮＫ細胞療法を継続されています。

●抗がん剤と高度活性化 NK 細胞療法との併用

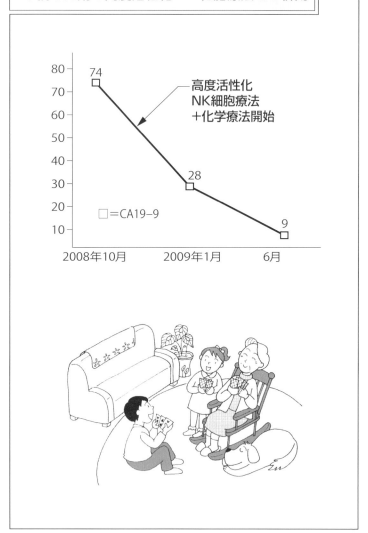

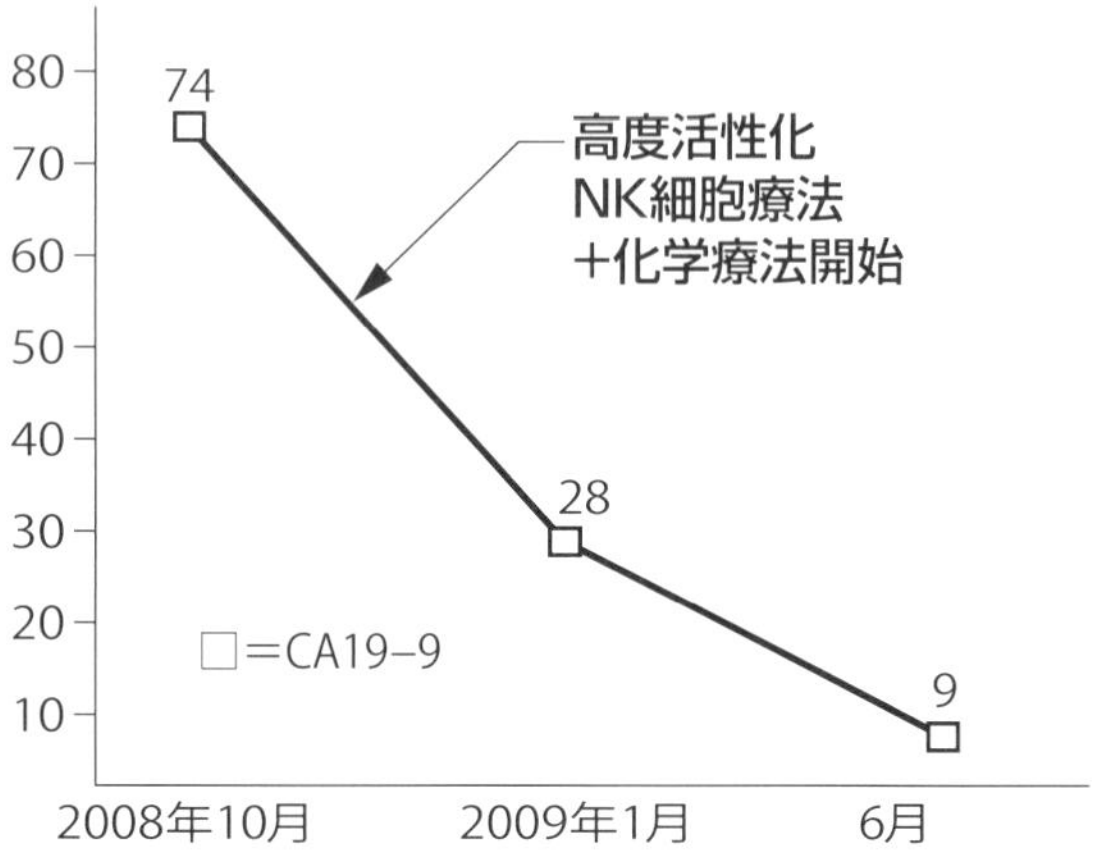

ご本人の体調は大変良いとのことで、仕事にも完全に復帰されています。

余命一年と宣告された方が元気に仕事を復帰されたということは、他の患者さんにとっても大きな希望となっています。

（⇩博多駅前クリニックにおける治療例）

症例３　膵臓がん（75歳　Ｎさん　男性）

ステージⅣの膵臓がん。抗がん剤治療と高度活性化ＮＫ細胞療法の併用で縮小。
腫瘍マーカーも著しく低下！

２０１６年１月に腹痛と血糖値の上昇から精密精査の結果、膵臓癌（ステージⅣ）と診断されたＮさん。手術が不可能であるため、主治医からはジェムザールとアブラキサンの抗がん剤治療を３投１休（毎週同じ曜日に３週間連続で投与し、１週間休み）で提案されました。

抗がん剤治療を受けるかどうしようか迷っていたＮさんが、たまたま当クリニックを受診。抗がん剤投与前のフレッシュなＮＫ細胞の採取（採血）をすることができたのです。

Nさんは抗がん剤治療と併用して、抗がん剤の投与日と重ならない曜日で、高度活性化NK細胞療法を2週間に1回のペースで治療を開始しました。抗がん剤の副作用で手足の痺れや味覚障害などが出ました。そのため途中、抗がん剤の投与日を延期して、薬の量を減らしたりしますが、高度活性化NK細胞療法は副作用がないため、治療スケジュールを変更することなく、スケジュール通りに継続することができたのです。抗がん剤治療を3クール、高度活性化NK細胞療法を5回投与後の2016年4月のCT検査では、原発がんが縮小し、新たな転移がないことも確認されました。

さらに高度活性化NK細胞療法を8回投与後の2016年7月の腫瘍マーカーは著しく低下し、一部の項目は正常値以内に収まっていたのです。

▼CA19—9　12000⇩112・6　（正常値37・0U／ml以下）
▼DUPAN—2　8014⇩900　（正常値150U／ml以下）
▼エラスターゼ1　337⇩160　（正常値300ng／dl以下）

現在Ｎさんは、副作用がある抗がん剤治療を少し休み、高度活性化ＮＫ細胞療法の２クール目の治療に入りました。経過は良好に推移しています。

（⇩日比谷内幸町クリニックにおける治療例）

症例４　膵臓がん→肝臓へ移転（65歳　Ｔさん　男性）

膵臓がんの手術後、抗がん剤で治療するも肝臓への転移が判明。高度活性化ＮＫ細胞療法を開始後、3カ月で腫瘍が消失・縮小、腫瘍マーカーも正常化。

Ｔさんは膵臓がん（膵体部がん）と診断され、２００６年12月に手術を実施されました。術後に抗がん剤治療（ジェムザール）を２００７年６月まで６クール投与されましたが、２００７年10月の経過観察ＣＴで肝臓への転移が判明しました。

主治医からは抗がん剤治療後約３カ月での再発であり、切除は不可能。根治も難しいため、延命の目的で別の抗がん剤を追加しての抗がん剤治療の再開を伝えられました。さらには予後として半年から1年という説明を受けられたのです。

Ｔさんは標準治療だけに頼るのではなく、可能性のあるがん治療法を試したいと考えられました。そこで、日比谷内幸町クリニックにて高度活性化ＮＫ細胞療法を実施することを選んだのです。

主治医のもとで抗がん剤治療と併用で、２００７年11月より高度活性化ＮＫ細胞療法による治療を開始しました。高度活性化ＮＫ細胞療法は２週間毎に１クール（６回の投与）を実施し、抗がん剤治療はＴＳ１とジェムザールの組み合わせで治療しました。

２００８年２月中旬に主治医のもとでＣＴ検査と腫瘍マーカー検査を実施したところ、肝臓に転移していた三つの腫瘍のうち二つが消失、もう一つの腫瘍も縮小が見られました。

腫瘍マーカー（ＣＡ19－９）は治療開始前が５１７１とあったのが、１クール終了後は28と正常値まで落ち着きました。

２００８年４月時点においては、経過観察を続けながら高度活性化ＮＫ細胞療法は２クール目を継続されており、抗がん剤治療は一旦終了しています。

このような重いケースでも高度活性化ＮＫ療法が確かな効果を上げていることは、医師としても驚かされます。

（⇩日比谷内幸町クリニックにおける治療例）

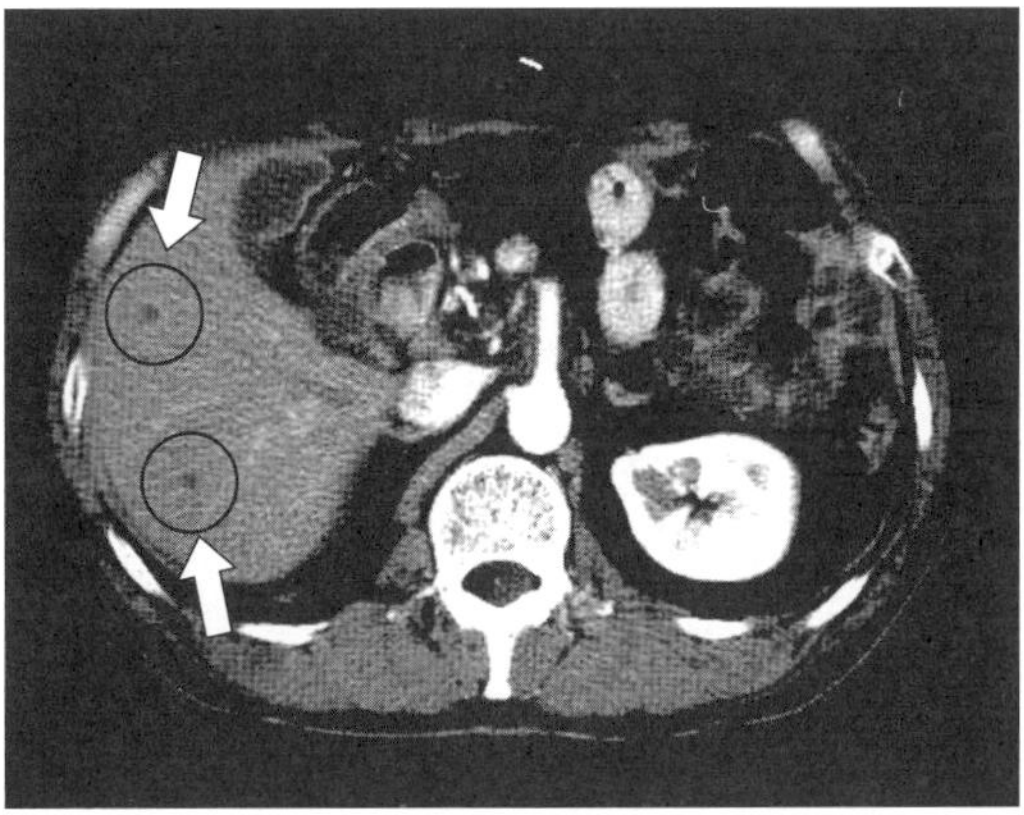

（治療前）

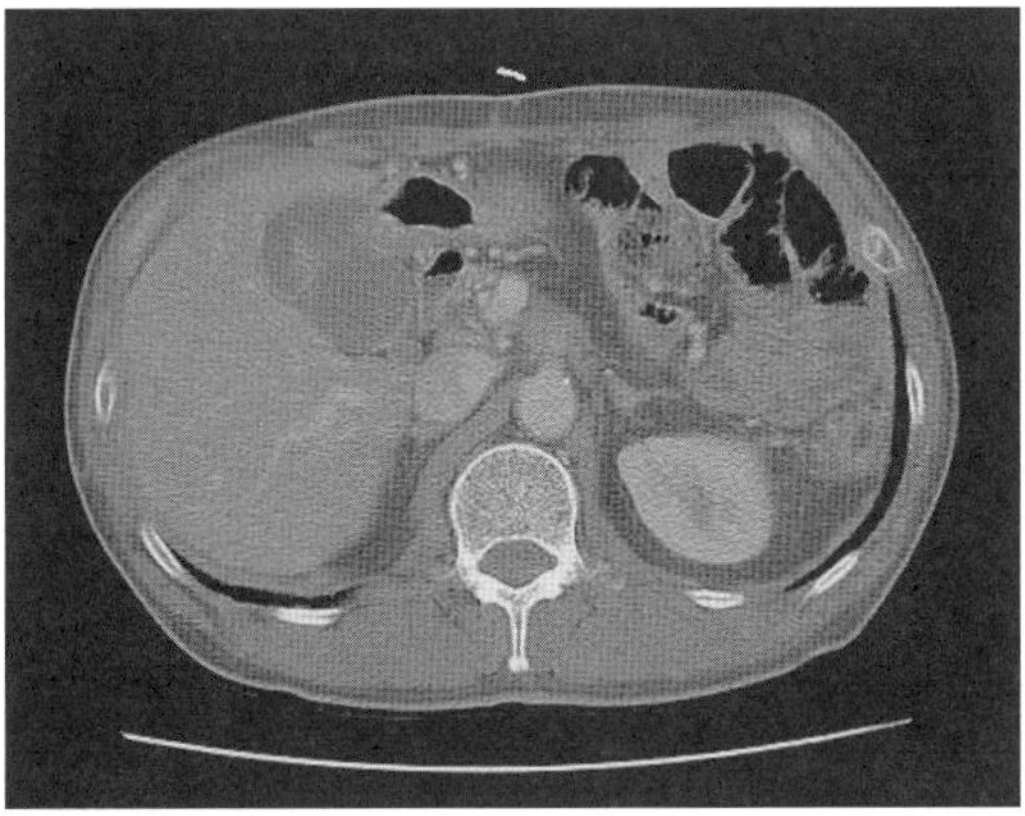

（治療後）

症例5　肺がん（75歳　Sさん　女性）

両肺全体へ病変が大小に広がっている肺腺がん。抗がん剤と高度活性化ＮＫ細胞療法との併用で結節はほとんど消失！　高度活性化ＮＫ細胞療法は晴れて卒業しました！

Ｓさんは２００９年７月に「肺がん（肺腺がん）」と診断されました。

その時点で両側に大小多数の結節が見られました。このような場合、手術と放射線治療は適応外となってしまいます。抗がん剤治療のみ適応というのが医師の診断結果でした。

Ｓさんには13年前に乳がんを患った経験があります。そのため抗がん剤だけでの治療効果に不安を感じたということでした。そこで、２００９年８月より、抗がん剤治療と併用する形で高度活性化ＮＫ細胞療法を開始されました。

高度活性化ＮＫ細胞療法は２週間毎に１回の投与ペースで開始しました。

初回の抗がん剤は点滴で行われましたが、副作用も強く身体的・精神的に、かなり苦痛を感じられたようです。

２回目以降は点滴から内服の抗がん剤であるイレッサへ変更。副作用もなく日常生活を穏やかに過ごされていました。この時点で高度活性化ＮＫ細胞療法による効果が出始めたもの

COLUMN

抗がん剤治療のみの場合に不安を感じたＳさん

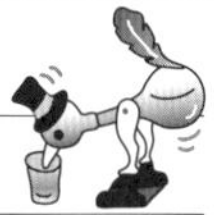

●がん治療の副作用にも効果を発揮します

高度活性化ＮＫ細胞療法は２週間毎に１回の投与ペースで開始しました。初回の抗がん剤は点滴で行われましたが、副作用も強く身体的・精神的に、かなり苦痛を感じられたようです。２回目以降は点滴から内服の抗がん剤であるイレッサへ変更。副作用もなく日常生活を穏やかに過ごされていました。この時点で高度活性化ＮＫ細胞療法による効果が出始めたものと思われます。高度活性化ＮＫ細胞療法を行うことによって、副作用がかなり軽減されるためです。

高度活性化ＮＫ細胞療法を５回投与後の腫瘍マーカーは、シフラは１.０と大幅に低下、みごと正常値内になりました。NSE・CA 15－３はそれぞれ正常値内でしたが、さらに低下しました。

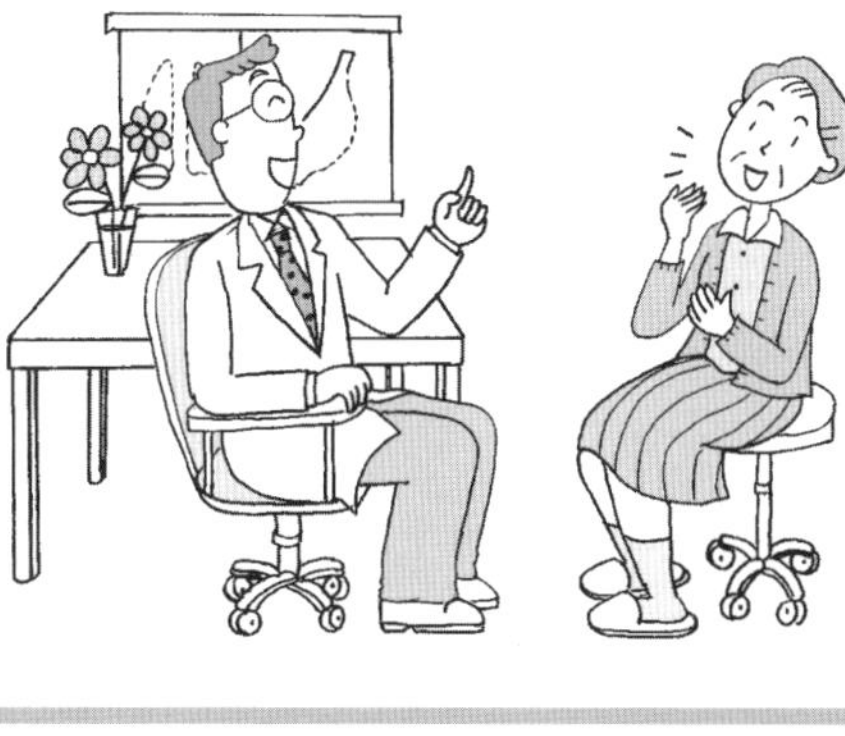

と思われます。高度活性化ＮＫ細胞療法を行うことによって、副作用がかなり軽減されるためです。

ちなみに治療開始前の腫瘍マーカーはシフラが５・６でかなり高い値でした。（正常値２・０ng／ml以下）。ＮＳＥ・ＣＡ15－３は正常値内の範囲でした。この数値が高度活性化ＮＫ細胞療法と抗がん剤を併用した治療で次のように変化していきました。

高度活性化ＮＫ細胞療法を５回投与後の腫瘍マーカーは、シフラが１・０と大幅に低下、みごと正常値内になりました。ＮＳＥ・ＣＡ15－３はそれぞれ正常値内でしたが、さらに低下しました。

高度活性化ＮＫ細胞療法11回投与後の腫瘍マーカーはシフラが０・５とさらに低下。ＮＳＥ・ＣＡ15－３もすべて正常値内でさらに低下しました。

また画像検査では数値以上に劇的な変化が見られました。

高度活性化ＮＫ細胞療法３回投与後で、メインの腫瘍が縮小傾向にあり、多発結節も消失しつつありました。そして高度活性化ＮＫ細胞療法２回投与後でメインの腫瘍は消失。両側の多発結節もほぼ消失していました。

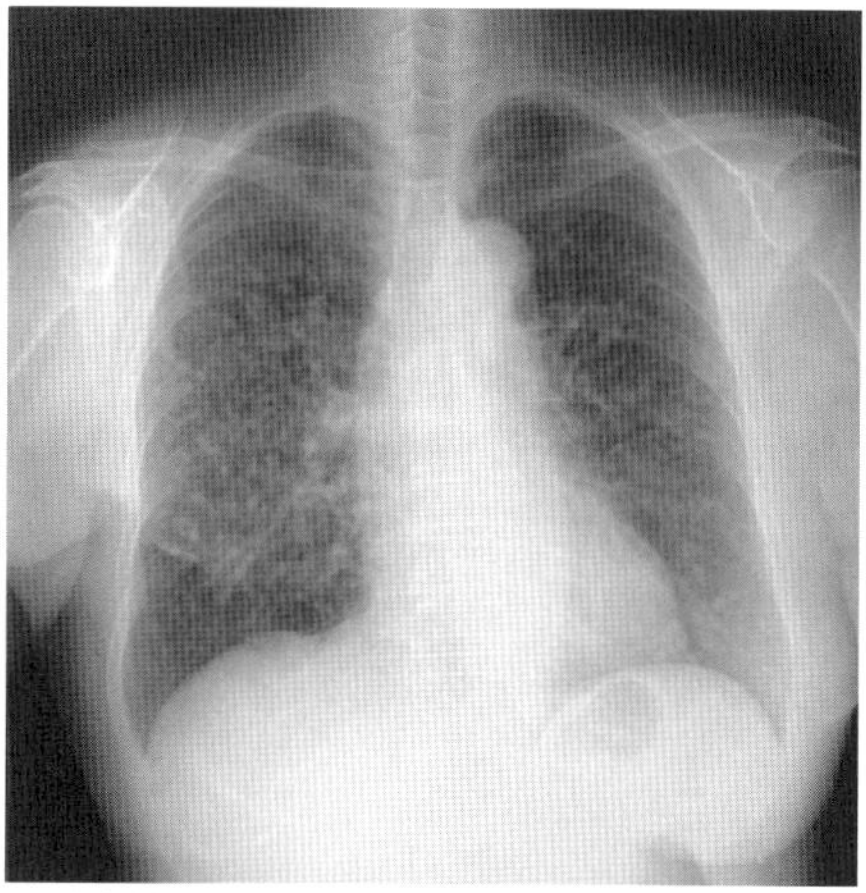

（治療前）

両肺全体へ病変が大小に広がっている肺腺がん。

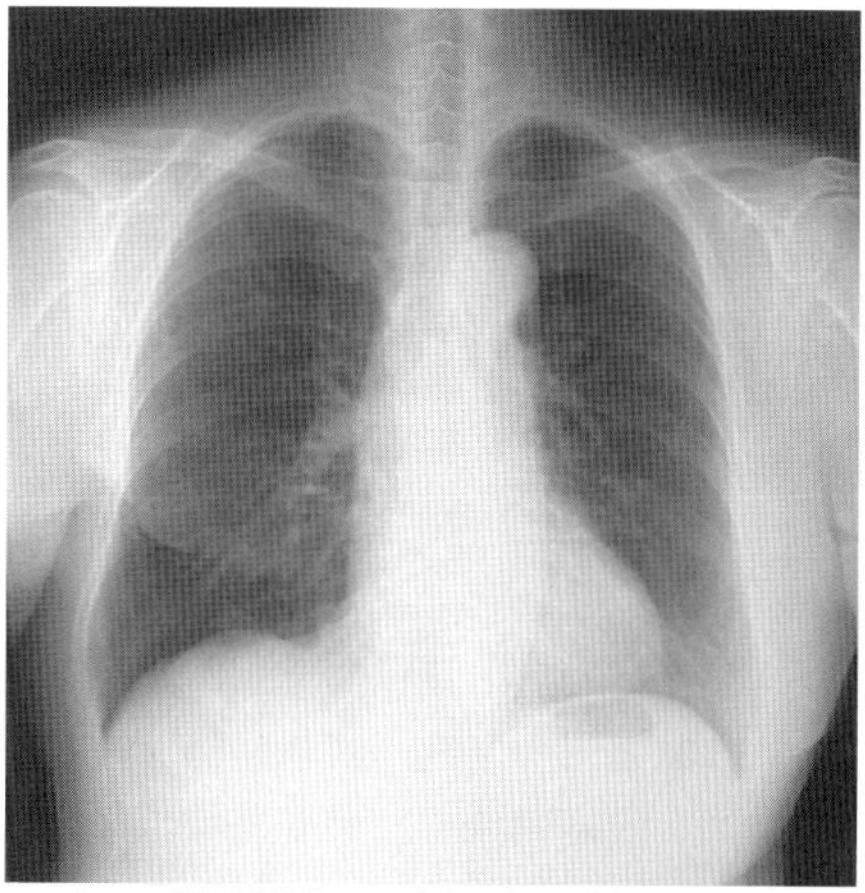

（治療後）

メインの腫瘍消失。両側の多発結節もほぼ消失。

抗がん剤による副作用も初回のみで、2回目以降は普段と変わらぬ生活を送ることができたということは、患者さんのQOLを良好に保つことに成功したと言えます。

副作用によるストレスを受けなかったことによって患者さんは精神的にも安定し、治療に対して安心かつ前向きに向かっていくことができたようです。

このようなことから見ても、Sさんにとってベストな治療であったと思われます。

2010年2月の時点では、一旦高度活性化NK細胞療法は卒業され、抗がん剤治療のみ継続されています。

（⇩日比谷内幸町クリニックにおける治療例）

症例6　肺がん（56歳　Bさん　男性）

抗がん剤と放射線、高度活性化NK細胞療法の併用で小細胞肺がんが消失。
再発の危険性が高いがんだが、主治医から完治宣言が！

Bさんが肺の異常を指摘されたのは2010年6月下旬の健康診断でした。すぐに精密検査を受け、リンパ節転移のある小細胞肺がんと診断されたのです。

小細胞肺がんは非小細胞肺がんと比較して増殖が速く、早期に転移を起こすので早期発見が難しいがんの一つです。Ｂさんの場合も診断時には手術は適応外でした。そのため、主治医から化学放射線療法が提案されました。小細胞肺がんは抗がん剤治療と放射線治療に対する反応が良いため、主治医からは「初回治療でまずがんは消えます。しかし再発リスクが高く、抗がん剤を繰り返すイタチごっこの治療に……」との説明を受けたのです。

主治医との話し合いから、Ｂさんは再発転移の予防のために高度活性化ＮＫ細胞療法を希望されます。まず、２０１０年８月下旬から抗がん剤と放射線療法の同時併用治療が先行して開始されました。そして、同年11月初旬より高度活性化ＮＫ細胞療法を抗がん剤治療と併用して受けることになったのです。

抗がん剤治療を４クール、高度活性化ＮＫ細胞療法を４回投与した２０１０年12月下旬のＣＴ検査では、画像上でがんが８分の１まで縮小していたのです。もちろん、転移も見つかっていません。主治医は「次回のＣＴ検査ではがんは消失しているだろう」と太鼓判を押します。実際にその言葉通り、２０１１年３月のＣＴ検査で消失していたのです。そのため、抗がん剤治療は終了し、増悪したら再開する方針となりました。
これを受けて、Bさんは2011年8月から高度化活性化NK細胞療法を1カ月に1回のペースで3回投与したのです。その結果、3カ月ごとの画像検査でチェックしてもがんの再発はなく、Bさんはゴルフや海外旅行へ元気に出かけるようになりました。
発症から6年目の2016年1月のCT検査でも異常は認められず、主治医からは「これで晴れて完治です」と全快宣言が出されました。当初は「イタチごっこの治療になる」と心配した主治医も、元気になったBさんを見て「奇跡に近い」と感心しています。

（⇩日比谷内幸町クリニックにおける治療例）

症例7　肺がん（81歳　Aさん　男性）

手術不可能の肺がん。抗がん剤と高度活性化NK細胞療法の併用で原発・転移部分の両方が縮小！

Aさんは2007年12月にがん専門の病院で肺がん（低分化非小細胞肺がん　ステージⅢb）と診断されました。

縦隔と鎖骨へのリンパ節転移があり、手術を行うことは不可能。さらに、高齢であったことから、抗がん剤治療を減量メニューで始めなければなりませんでした。

しかし、ご家族は抗がん剤治療の副作用を非常に心配されており、通常治療だけに頼るのではなく他にも可能性のある治療法を試したいと希望されました。

そこで、抗がん剤治療と併用で２００８年１月より高度活性化ＮＫ細胞療法を開始しました。

高度活性化ＮＫ細胞療法は２週間毎に１回の投与のペースで実施しました。

抗がん剤治療を２回投与し、高度活性化ＮＫ細胞療法を２回実施した時点で主治医のもとでＣＴ検査で確認したところ、原発の肺がんと転移部分の両方で縮小が認められました。

高度活性化ＮＫ細胞療法を１クール（６回の投与）実施し、抗がん剤治療を４回投与した時点で、主治医に受診したところ、肉眼上でも頸部のリンパ節の転移部分が小さくなっていました。

主治医からは「抗がん剤と高度活性化ＮＫ細胞療法の併用が効いている」という説明があったということです。

２００８年４月時点では、高度活性化ＮＫ細胞療法の２クール目を継続され、引き続き抗がん剤と併用で治療されています。

症例8　肺がん→肺内多発転移・リンパ節転移（74歳　Hさん　女性）

肺内多発転移・リンパ節転移も認められた肺腺がん。抗がん剤と高度活性化ＮＫ細胞療法の併用で原発巣が縮小し、肺内多発転移・リンパ節転移が消失！

２００９年10月に肺がん（肺腺がん）（ステージⅣ）と診断されたＨさん。その時点で肺内に多発転移・リンパ節転移も見られたため、抗がん剤治療を開始しました。

しかし、抗がん剤治療の副作用に対する恐怖や、治療効果への不安などを感じていたＨさんは、高度活性化ＮＫ細胞療法を希望されました。

２００９年12月より抗がん剤治療と併用する形で、高度活性化ＮＫ細胞療法を２週間に１回の投与ペースで開始しました。

抗がん剤治療４クール・高度活性化ＮＫ細胞療法を５回投与した時点で腫瘍マーカーの検

査をしたところ、抗がん剤治療1クール終了後で高度活性化ＮＫ細胞療法を開始する前と比較して、結果は改善されていました。

▼ＣＥＡ　30・3⇩7・9（正常値5・0ng／ml以下）
▼シフラ　2・7⇩2・0（正常値2・0ng／ml以下）
▼ＮＳＥ　10・3⇩6・6（正常値10・0ng／ml以下）
▼ＳＬＸ　99⇩27（正常値38Ｕ／ml以下）

腫瘍マーカーの減少と共に体調の改善が見られたため、検査後もＨさんは高度活性化ＮＫ細胞療法を継続されました。

抗がん剤治療6クール・高度活性化ＮＫ細胞療法を11回投与した時点でＣＴ検査を行ったところ、肺の原発巣の大きさが33×25㎜↓25×17㎜へとかなり縮小していることがわかりました。

さらに驚いたことに、肺内の多発転移巣・リンパ節転移は消失していました。また、腫瘍マーカーにもさらなる改善が見られました。

▼ＣＥＡ　７・９⇩５・７（正常値５・０ng／ml以下）
▼シフラ　２・０⇩０・５（正常値２・０ng／ml以下）
▼ＮＳＥ　６・６⇩６・２（正常値10・０ng／ml以下）

抗がん剤治療に不安と恐怖を抱えつつ、また主治医と当院への通院の負担もある中で、Ｈさんは約半年に及ぶ高度活性化ＮＫ細胞療法の治療を頑張られました。

そんな努力の甲斐もあって、大変良い結果が出たために、とても喜ばれておられます。

２０１０年６月時点では、抗がん剤治療も高度活性化ＮＫ細胞療法も中断され、お体を休ませています。

そして７月からは抗がん剤治療だけを行う予定です。その後の検査結果によって、高度活性化ＮＫ細胞療法の再開を検討されているということです。


（⇩日比谷内幸町クリニックにおける治療例）

症例９　肺がん（67歳　Tさん　女性）

再発リスクが非常に高い小細胞肺がん。再発後の抗がん剤の効果は低いのが特徴。高度活性化ＮＫ細胞療法でリンパ節の腫大も消え、5年経過しても再発していない！

２０１０年10月に血痰症状から病院を受診したTさん。病院で精査した結果、右上葉に限局型小細胞肺がんが見つかり、２０１０年11月から翌年２月まで、放射線治療と抗がん剤を併用する化学放射線療法を受けられました。

一般的に小細胞肺がんは抗がん剤の感受性が高く、非常に高い治療効果が認められています。その反面、再発率が非常に高く、再発後の抗がん剤治療の効果は低下していく傾向があるといわれているのです。そのため、限局型小細胞肺がんの生存期間中央値は約24カ月と報告され、再発をいかに防ぐかが重要になってきます。

化学放射線療法によってTさんの病状は良くなり、わずかにリンパ節の腫大を認める程度に縮小していました。そのため主治医での第１選択治療は終了し、経過観察で様子をみることになったのです。とはいえ、Tさんの体の状態は放射線治療の合併症による肺炎や、免疫力低下に伴う帯状疱疹を発症され、何らかの治療を続けたいというのが本人やご家族の希望でした。

Tさんのご家族はがんの再発の可能性があること、そして再発したら抗がん剤でのコントロールが非常に難しいことをきちんと理解されていました。そのため、再発予防目的で高度活性化NK細胞療法を受けることにしたのです。

2011年4月下旬から高度活性化NK細胞療法を1カ月に1回のペースで実施。翌2012年1月の11回施行後のCT検査では、わずかに残っていたリンパ節の腫大も消失していたのです。高度活性化NK細胞療法もそろそろ終了可能な状態まで改善されていました。しかし、Tさんは治療を受けている間は体調が良くなっていることが自覚できたことから、継続治療を希望されたのです。この時点で、すでに発症から1年が経過し、再発の可能性もずいぶん低下してきていたので、1カ月に1回の投与間隔のペースを3カ月に1回に変更しました。

発症から5年経過した2016年時点でも、Tさんは元気に通院治療を受けられています。

（⇩日比谷内幸町クリニックにおける治療例）

症例10　直腸がん→多発性肝転移（68歳　Kさん　男性）

直腸がんの手術後、肝臓に25カ所の転移が判明。抗がん剤と高度活性化ＮＫ細胞療法の併用で小さな転移巣は消失し、一番大きな転移巣もほぼ消失！

Kさんは２００８年5月に「直腸がん」（ステージⅣ）と診断され、摘出手術を受けられました。そのわずか一カ月後、ＣＴ検査にて「多発性肝転移」が25カ所発見されました。転移巣が多く手術は不可能のため、主治医からは抗がん剤治療を勧められたということです。

Kさんとしては抗がん剤だけでの治療効果に不安でした。そこで、高度活性化ＮＫ細胞療法を取り入れることを決断されました。

２００８年6月より主治医による抗がん剤治療をしながら、7月からは高度活性化ＮＫ細胞療法を開始しました。

高度活性化ＮＫ細胞療法は2週間毎に1回の投与ペースで実施しました。抗がん剤を7回投与し、高度活性化ＮＫ細胞療法を5回投与した時点でＣＴ検査を行いました。

肝臓に転移した一番大きな腫瘍は、境界が不明瞭になり、やや縮小していました。はっきり見えていた小さな腫瘍は二つほどがほぼ消失していました。

状態が改善されていることから、毎週投与していた抗がん剤を2週間に1回という治療ペースに変更されました。

抗がん剤を12回投与し、高度活性化NK細胞療法を10回投与した時点で、再びCT検査をしました。

前回の検査でやや縮小していた一番大きな腫瘍は、さらにに3分の1の大きさに縮小していまいた。そして、二つの小さな腫瘍は完全に消失していました。

抗がん剤投与を21回、高度活性化NK細胞療法を20回投与し、1カ月半休薬した時点で3度目のCT検査を実施してみました。

すると残存していた腫瘍部分は、ほぼ消失していました。

数値としても期待以上の効果が見られました。

高度活性化NK細胞療法を始めた時点では、腫瘍マーカーCEAが67・6という非常に高い数値（正常値5・0ng／ml以下）で、CA19‐9が38（正常値37u／ml以下）と、やはり高い状態でした。

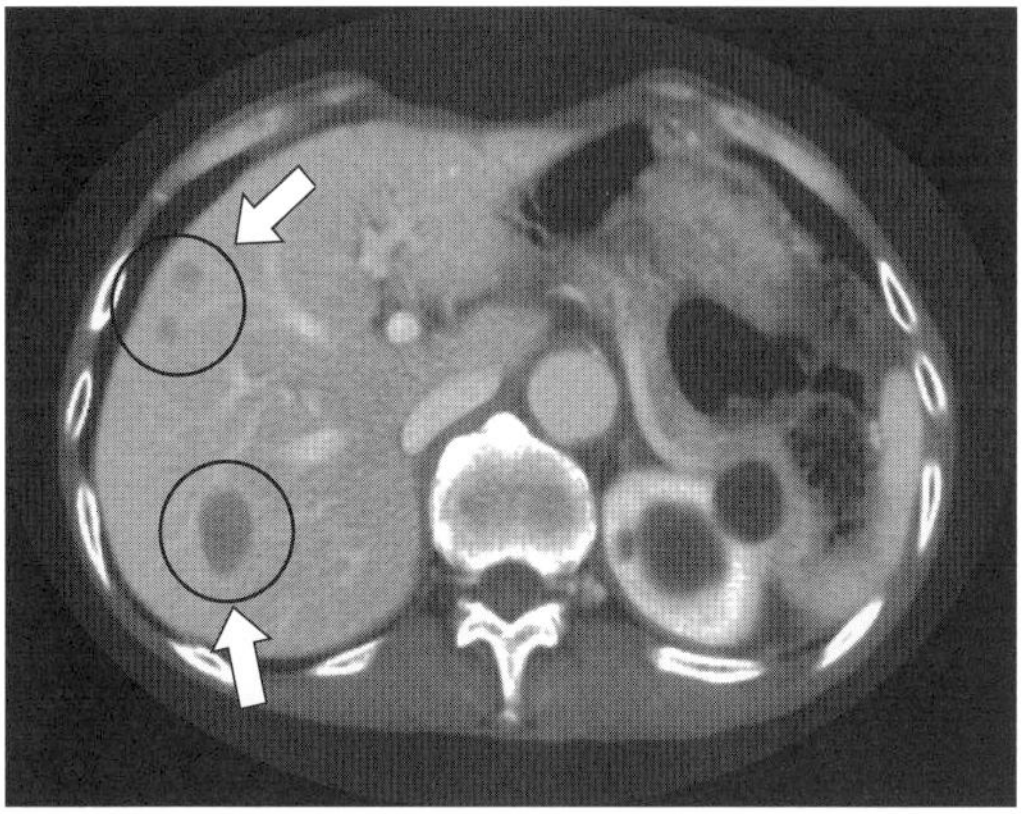

（治療前）

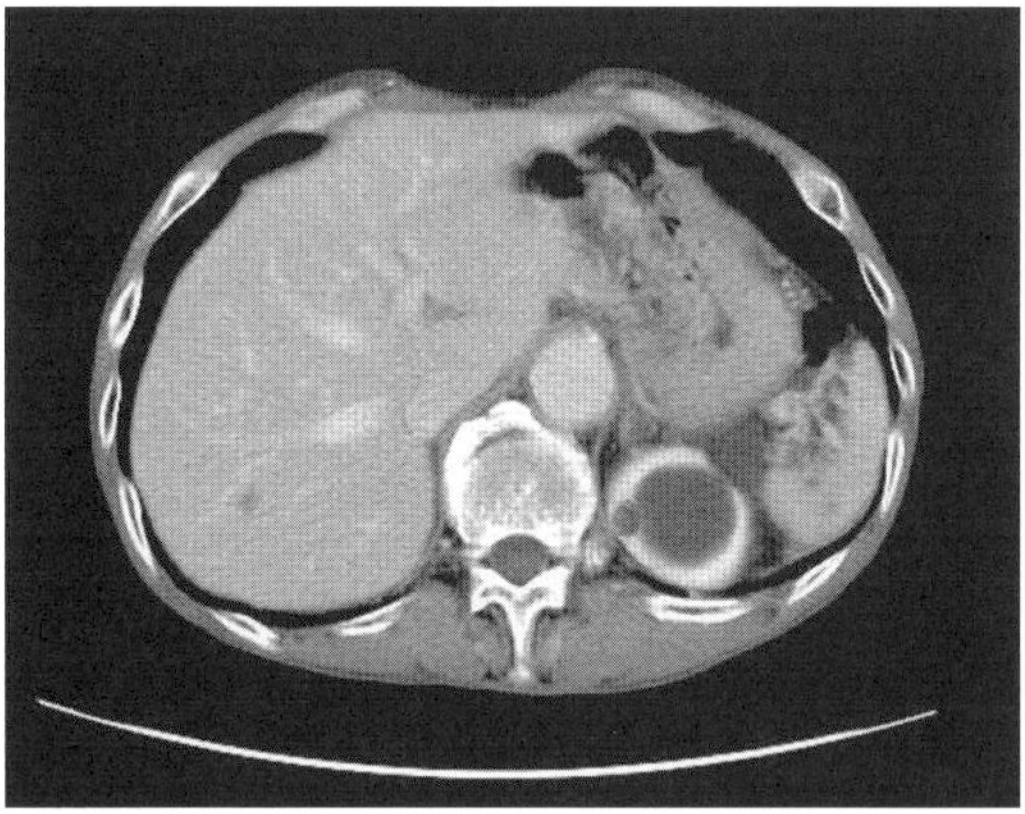

（治療後）

高度活性化NK細胞療法を6回投与した時点で、CEAが10・1と低下、CA19－9も11・6と正常値にまで低下しました。

12回投与終了時点で、CEAが4・9と正常値以内に低下し、CA19－9は9・4とさらに低下しました。

2009年8月時点で、腫瘍マーカーは正常値を維持しておられます。

Kさんはこれまで同様、抗がん剤を投与しながら、高度活性化NK細胞療法も継続されています。抗がん剤による副作用もなく、食欲もあり、体重も増えたそうです。

食欲があるということは、元気な日常生活を送ることができているという何よりの証拠です。体調が良好であれば気持ちを明るく保つことが可能です。そのような状態にもっていくことができると、患者さんのNK細胞はさらに活性化していくはずです。

自信を持ってがんに向き合うことができることで、闘病中のストレスがどれほど軽減されたか知れません。

（⇩日比谷内幸町クリニックにおける治療例）

症例11　大腸がん→肝臓へ転移（65歳　Wさん　男性）

４カ所もの肝転移で手術は不可能。抗がん剤と高度活性化ＮＫ細胞療法の併用ですべての肝転移が消失！

Ｗさんは２００８年４月に大腸がん（横行結腸がん）と診断され、摘出手術を受けられました。原発巣を取り切ることには成功しましたが、手術中に大腸がんから肝臓への転移が４カ所も見つかりました。転移部分は手術が不可能であり、主治医からは抗がん剤治療を勧められました。

しかし、抗がん剤の副作用・治療効果に対して不安があったＷさんは、２００８年６月より主治医のもとで抗がん剤治療をしながら、高度活性化ＮＫ細胞療法を併用にて開始されました。

高度活性化ＮＫ細胞療法は２週間毎に１回投与のペースで実施しました。

抗がん剤治療を２回投与し、高度活性化ＮＫ細胞療法を２回実施した時点で、腫瘍マーカーの低下が認められました。

高度活性化ＮＫ細胞療法を開始した時点では、腫瘍マーカーＣＥＡが９・８（正常値５・０

ng／mg以下）でしたが、2カ月経過した時点では、腫瘍マーカーの値が3・6ng／mgの正常値にまで低下しました。

抗がん剤治療を5回投与し、高度活性化NK細胞療法を5回実施した時点で主治医の元で行ったCT検査では、4カ所あった肝臓の転移がすべて消失していました。

（⇩日比谷内幸町クリニックにおける治療例）

症例12 大腸がん→多発肝転移（64歳 Iさん 女性）

手術不可能。余命1年の宣告…。抗がん剤と高度活性化NK細胞療法の併用で腫瘍マーカーがすべて正常値へ！多発肝転移が消失・縮小！

2009年7月頃より排尿間隔が異常に狭くなり、不安になったIさんは総合病院を受診されました。その結果、大腸がん（横行結腸がん）と診断され、すでに肝臓にも多数転移している状態でした。

ステージⅣ・余命1年と宣告されたうえで、「神様が決めた寿命だから仕方ないね」と話されたIさんは、治療をあきらめてしまいました。

しかしＩさんのご家族が治療に対し非常に積極的に調べられ、当院へもくり返し、お問い合わせをくださいました。

当院では、受診される前の患者さんからのご相談も、充分な専門知識を持つ看護師や相談員が対応させていただいています。Ｉさんとご家族にも免疫細胞療法に対し深い理解をしていただくことができました。

Ｉさんは治療に対し前向きな姿勢でご相談に来られました。

病状が進行していたせいか、診断をした当時の主治医はなかなか治療を積極的に組み立ててくださっていませんでした。そういった点でのアドバイスも含め、当院の担当医が治療計画を作成。抗がん剤と高度活性化ＮＫ細胞療法の併用治療が開始されました。

高度活性化ＮＫ細胞療法は２週に１回投与のペースで開始しました。

治療の反応は大変良く、抗がん剤を２回・高度活性化ＮＫ細胞療法を１回投与しただけで腫瘍マーカーが半減。

抗がん剤を６回、高度活性化ＮＫ細胞療法を４回投与した時点では、腫瘍マーカーが一部正常値にまで改善されました。

抗がん剤を7回、高度活性化NK細胞療法を1クール終えられた頃には、腫瘍マーカーのすべての項目が正常値へ。

▼CEA　158・0⇩1・7（正常値5・0ng／ml以下）
▼CA19-9　5000⇩28（正常値37U／ml以下）

また、CT検査でも多発的に見られた肝臓の転移巣が多数消失し、残った転移巣も大幅に縮小をしていました。この結果には主治医も大変驚き、著効例として自身の研究事例への使用を希望される程でした。

高度活性化NK細胞療法は抗がん作用だけでなく、免疫力を高めることで抗がん剤による副作用を軽減する効果も期待できます。

そのため、Iさんは抗がん剤を長期間に渡り使用していたにもかかわらず、大きな副作用の出現もなく、高い治療効果を維持したまま抗がん剤と高度活性化NK細胞療法の継続が可能となりました。

抗がん剤を13回、高度活性化ＮＫ細胞療法を11回投与したＣＴ画像では、さらに肝臓の転移は縮小し、原発も繊維化。

腫瘍マーカーも正常値を維持できていました。

Ｉさんは高度活性化ＮＫ細胞療法で充分にがんの活動性を抑えることができたため、現在は抗がん剤のみで維持的な治療を行うまで改善されています。

病状が進行してからの病気の発見は、患者さん本人にとって大きな衝撃となり、闘病意欲さえ奪いかねません。

このような場合は特に充分なカウンセリングが必要です。そのうえで最適な治療の選択と組み合わせの判断を行い、患者さんにアドバイスをいたします。

（⇩日比谷内幸町クリニックにおける治療例）

症例13 胃がん→腹膜播種（68歳　Yさん　女性）

1年以内の予後で、余命は早ければ3カ月と宣告。
高度活性化NK細胞療法と低用量の抗がん剤で順調な経過

2016年4月、すでに手術で助かる見込みもなく、抗がん剤治療をしても延命しかはかれないと主治医から説明されたYさん。「1年以内の予後で、早ければ3か月の余命」とも言われ、ならば最後まで好きなテニスをしたいからと、無治療を選択して当クリニックを受診しました。

当クリニックの担当医との話し合いの中で、Yさんは副作用のない、そのため効果もあまり期待できない低用量（80㎎）のTS－1を隔日で服用し、さらに高度活性化NK細胞療法を3週間に1度のペースで受けることにしました。これならYさんは普段通りの生活を送ることが可能です。

治療開始後、Yさんはご主人とのテニスを週2～3回と今までどおりのペースで続けていて、「本当に私、末期の胃がんなのかしら」と思えるほど、快適な日常生活を送られています。

当クリニックを受診して10カ月が過ぎた２０１７年2月27日時点で、担当医からは「通常なら腹水の出現があり、肝臓や肺への転移も見られるのですが、ＣＴでは少量の腹水を認めるものの、腹膜播種は緩やかに改善しています。また、ＴＳ－１を服用すると通常半年で耐性細胞が出現しますが、これもなく緩やかに効き続けている印象です」と言われています。担当医は、免疫細胞であるＮＫ細胞が癌幹細胞を、ＴＳ－１が非癌幹細胞を攻撃しての結果と考えています。

余命は3カ月とまで言われたＹさんですが「日比谷内幸町クリニックの門を叩かなければ今の生活は望めませんでした」と明るく語ります。今後の経過はまだわかりませんが、なによりもＱＯＬ（生活の質）を下げずに、毎日の生活を楽しみながらがんと闘っている、Ｙさんの姿に拍手を送りたいと思います。

（⇩日比谷内幸町クリニックにおける治療例）

症例14　胃がん（49歳　Uさん　男性）

スキルス性胃がん（ステージⅣ）で手術できるかできないかの瀬戸際。抗がん剤治療と高度活性化NK細胞療法の併用にて、膵浸潤部が剥離し、胃の部分切除ができた！

Uさんは2008年7月に「スキルス性胃がん」（ステージⅣ）と診断されました。

主治医からは「膵浸潤も見られるため、抗がん剤治療を実施して、腫瘍が小さくなったら手術をしましょう」と言われていました。

Uさんとしては抗がん剤治療のみに頼るのが不安と感じたため、高度活性化NK細胞療法を選択されました。

高度活性化NK細胞療法は2週間毎に1回の投与ペースで開始しました。

抗がん剤治療を2回投与し、高度活性化NK細胞療法3回投与した時点で胃透視検査をしました。この時の結果によって、抗がん剤を継続していくか、手術ができるかが判定されることになっていました。

検査では胃の閉塞していた部分が拡張し、膵浸潤部分も剥離されていることがわかり、無事、手術ができることになりました。

手術は、腹腔鏡を使い、腹膜播種が見られれば開腹術へ移行する予定でした。しかし、腹膜播種もなく、リンパ節転移も見られませんでした。結果的に胃の３分の２を切除するだけで終了しました。

主治医からも、「ステージ４のスキルス性胃がんから、ここまで良くなるのは珍しい」といわれたそうです。

またＵさんご自身も、抗がん剤を使用しているにもかかわらず食欲があり体重が増えてきているので、絶対に良くなっていると実感し、自信を持ったそうです。

車が大好きでドライブを何より楽しみにしているＵさん。新たに購入した車の納入が来年（２００９年）と言われたため、一旦はあきらめてキャンセルされました。

しかし手術ができることになったのがわかった時点で再度、車を予約されました。元気になってドライブに出かける日が必ず来ると心から信じることができ、楽しみが増えたということでした。２００８年12月時点では、再発予防目的に内服の抗がん剤のみ継続されていますが、高度活性化ＮＫ細胞療法の継続についても検討されています。

（⇩日比谷内幸町クリニックにおける治療例）

症例15　胆管がん（71歳　Kさん　男性）

手術しても予後は厳しいとの説明を受け手術しない方法を探る。
高度活性化ＮＫ細胞療法と低用量の抗がん剤で完全寛解へ。

Ｋさんが当クリニックを初めて受診されたのは２０１６年10月。肝門部胆管がんと診断され、胆管の狭窄や黄疸が見られ、ステントを挿入した直後でした。手術を勧められたもののＫさんは頑なに手術を拒みます。当クリニックでも、またセカンドオピニオンでも手術が勧められたのですが、非手術の意志は変わりません。話を聞くと、なんでも「がんと付き合いながら生きていく」という考えのようです。

そこで当クリニックではＫさんの考えを尊重し、高度活性化ＮＫ細胞療法と、体に負担をかけないごく低用量の抗がん剤（ジェムザールとシスプラチン）を用いた治療をスタートしました。

通常なら、治療中に腹水や黄疸が出現し、肝臓にも転移が広がるのですが、Ｋさんにはそういう症状は一切見られず、とても元気に通院されたのです。もちろん心配されていた抗がん剤の副作用も一切ありませんでした。

そして、翌２０１７年2月のＣＴ検査で、なんと驚いたことに、肝門部にあったがんは消失し、新たな転移も認められず、完全寛解（ＣＲ：Complete Response）の状態になっていたのです。

Ｋさんは物静かに淡々とがんに対峙しています。それまでの生活ペースを乱さないで、あらゆることを受け入れていく——がん治療の理想はこうだという強い信念を感じました。

（⇩日比谷内幸町クリニックにおける治療例）

症例16　胆管がん→肝臓・リンパ節転移（39歳　Uさん女性）

治療が困難な胆管がんが、抗がん剤と高度活性化ＮＫ細胞療法の併用で、腫瘍マーカーが正常範囲内に。ＣＴ上も腫瘍の縮小を認める。

Ｕさんは持病に「胆管拡張症」を持っておられ、この持病の治療と定期健診の際に、肝内胆管がん（胆管細胞がん）が判明しました。

その時点でリンパ節への転移も認められました。そのため手術をすることができず、抗がん剤の内服治療と放射線療法を20回行いました。

しかし、期待していた治療効果は得られず、点滴による抗がん剤治療へと治療方針は変更になりました。

ところが抗がん剤の種類変更後も、さらに肝臓へ転移してしまいました。

そこで、より高い治療効果を期待し、高度活性化ＮＫ細胞療法の併用を希望されました。

Ｕさんの場合は、抗がん剤治療のスケジュールが１クール４週間と大変長かったため、１クール終了後に高度活性化ＮＫ細胞療法を１回ずつ施行する方法が選択されました。

しかし、原発巣の影響から胆管炎をくり返し、抗がん剤治療も予定通り行えない状況が続きました。

そのため、抗がん剤治療を３クール、高度活性化ＮＫ細胞療法を１回行った時点では、原発・肝臓転移部の縮小は認められたものの、リンパ節転移は増大していました。

それでも胆管炎の治療をしながら、根気強く治療を継続されました。

抗がん剤治療を７クール、高度活性化ＮＫ細胞療法を４回終えた時点でのＣＴでは、原発巣がさらに改善されると同時に一度悪化したリンパ節の転移部位も縮小していました。

治療前に高値だった腫瘍マーカーも同様に改善していました。

そして、抗がん剤治療を8クール、高度活性化ＮＫ細胞療法を5回終えた時点では、すべて正常値にすることができました。

▼ＣＥＡ　５・１⇩１・３（正常値5・0ng／ml以下）
▼ＣＡ19－９　４１６０⇩29（正常値37Ｕ／ml以下）

胆管がんは治療が困難ながんの一つと言われています。

そんな中、この患者さんは約7カ月の間、元気に通院治療を行っていました。

ひとまず、高度活性化ＮＫ細胞療法は6回で終了されて、抗がん剤のみの治療へ切り替え、経過観察を行っています。


（⇩日比谷内幸町クリニックにおける治療例）

症例17　胆管がん（61歳　Sさん　男性）

手術不可能なステージⅣの肝門部胆管がん。高度活性化ＮＫ細胞療法と陽子線治療でＣＡ１９―９が正常化！

２０１６年12月に黄疸が見られるようになり検査を受けたところ、肝門部胆管がんで、しかもステージⅣと宣告されたＳさん。手術不可能なステージのため、主治医と相談して、ステント挿入後、２０１７年２月に陽子線治療のみ行ないました。

主治医から、残ったがんに対して抗がん剤療法を勧められましたが、Ｓさんは「ステージⅣなら何しても良いでしょう」と、主治医の反対を振り切って、高度活性化ＮＫ細胞療法を選択しました。当クリニックの担当医は高度活性化ＮＫ細胞療法が決してミラクルなものでないことを説明し、抗がん剤との併用を勧めましたが、Ｓさんは「いいの、これは僕の実験だから」と意に介さず、決め台詞の「ステージⅣなら何しても良いでしょう」を繰り返すばかり。担当医も頷くしかなく、２０１７年５月から高度活性化ＮＫ細胞療法単独での治療が開始されました。

当初、１５３・９だった腫瘍マーカーＣＡ19―９（基準値37・０）は順調に低下し、治療開始後２カ月で35・９になりました。さらに６カ月後には14・１と正常化したのです。

一般的には、肝門部胆管がんの予後は非常に悪いと言われていますので、Ｓさんの改善例は驚嘆すべき症例です。

（⇩日比谷内幸町クリニックにおける治療例）

症例18　肝臓がん（70歳　Eさん　男性）

高度活性化NK細胞療法の単独療法開始約1カ月で、すべての腫瘍マーカーが減少。CT上も腫瘍の縮小を認める。

Ｅさんは２００２年３月にＣ型肝炎からの肝臓がんを指摘されました。

翌月から肝動脈塞栓療法を開始。以降、ラジオ波焼灼療法・エタノール注入療法をくり返し行いました。

一時は治療効果が見られ、病変の縮小・消失が認められましたが、２００８年８月には肝臓内・外（腹膜）を含めて、病変が出現してきてしまいました。

主治医には抗がん剤治療を勧められましたが、Eさんは身体への負担が大きい治療を希望されませんでした。そこで、高度活性化NK細胞療法による単独治療を開始したのです。単独療法のため、毎週投与の集中的治療が適応となりました。

また、肝機能の変化を随時チェックしながら実施しました。

治療の結果、肝機能の改善はもちろんのことながら、高度活性化NK細胞療法を5回実施した時点で、腫瘍マーカーが著しく減少しているのを認めました。

▼AFP　145⇩3　（正常値10ng／ml以下）
▼CEA　14・3⇩9・4　（正常値5・0ng／ml以下）
▼PIVKA‐2　40⇩30　（正常値40mAU／ml以下）
▼CA19‐9　83⇩16　（正常値37U／ml以下）

同時期に主治医の所で行ったCT検査においても、腫瘍マーカーの減少を裏付けるように、原発・リンパ節の腫瘍縮小を認め、治療前に認めていた胸水も減少していることがわかりま

COLUMN

高度活性化ＮＫ細胞療法による単独治療でも確かな治療効果が期待できます。

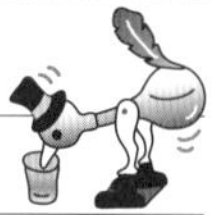

●毎週１回の集中治療を行うＥさん

Ｅさんが行ったラジオ波焼灼療法とは、超音波で観察しながらガン組織に直径1.5mmほどの電極を挿入してラジオ波を流し、高熱によってがん細胞を壊死させる治療法です。手術以外の効果的な治療法であるとともに再発率も極めて低いとされています。しかし残念ながらＥさんは再発してしまいました。

Ｅさんのように高度活性化NK細胞療法を単独で行う場合、毎週１回という集中治療になります。それでも「副作用もなく通院もそれほど苦痛ではなかった」とＥさん。他の治療法で効果が得られなかったという患者さんにこそ単独療法を試してみる価値はあります。

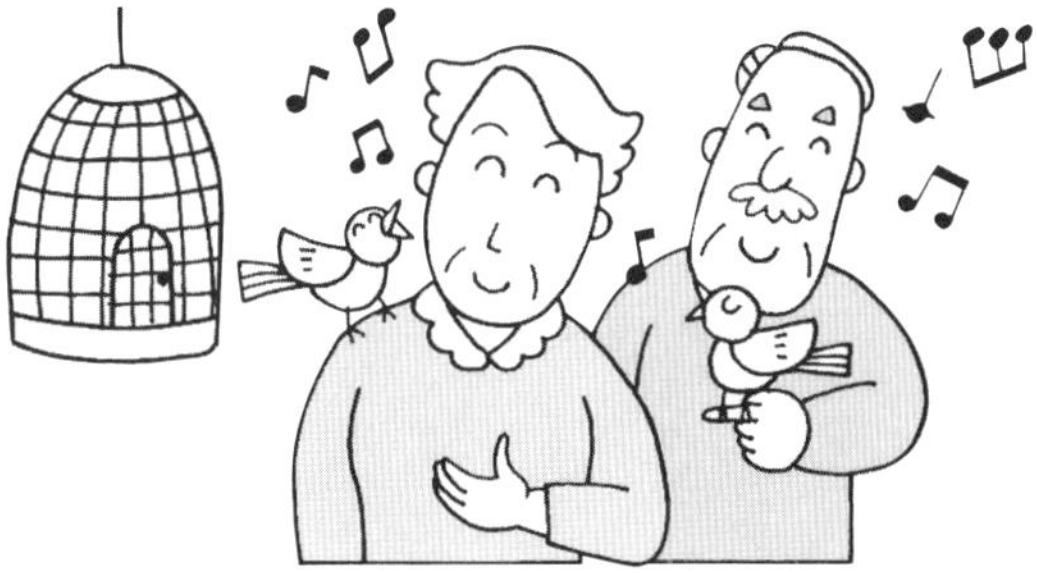

した。

Eさんの場合は毎週投与の集中的治療であることから、通院による心身の負担が心配されました。しかし、高度活性化NK細胞療法では副作用をほとんど伴わないため、無事1クールの治療を行うことができました。Eさんが希望された通り「身体への負担」を伴わない治療ができたということになります。

高度活性化NK細胞療法は治療時期を選びません。患者さんが始めたい時に始めることができます。また、どのように進めていくかも患者さんの治療希望を第一優先にします。

このようなことが可能なのは、インフォームドコンセント（事前に医師が患者さんに十分な説明をし、同意を求めること）に重点を置いているためです。

患者さんの中には長い闘病生活で落ち込まれている方もいらっしゃいます。そんな患者さんの精神面のサポートも治療の一つと捉え、治療に取り組んでいます。

Eさんのように、目に見える治療効果にとどまらず、治療意欲の回復にも役立てる治療を目指しています。

（⇩日比谷内幸町クリニックにおける治療例）

症例19　肝臓がん（92歳　Cさん　女性）

再発した肝細胞がんで高齢のため緩和ケアを勧められるも諦めなかった結果、トモセラピーと高度活性化ＮＫ細胞療法の併用で完全寛解へ！

Cさんは若いときの輸血が原因でC型肝炎ウイルスに感染し、やがて肝細胞がんを発症され、手術したのは7年前でした。その後経過も順調でしたが、遠隔期である２０１６年12月に再発が認められました。

Cさんご一家は医師の家系で、病気や治療に対する理解は人一倍あります。付き添いの娘さんが医師に、重粒子線や陽子線、ラジオ波などを用いた治療ができないかどうかをご確認されたということですが、重粒子線はそもそも適応がなく、陽子線は可能だが体力的に無理だろうという判断でした。ラジオ波や塞栓術についても、腫瘍の場所から難しく、また92歳での実施例もないと言われ、緩和ケアを勧められました。

思いあぐねた娘さんとCさんは、当クリニックの門を叩かれたのです。放射線治療の中でもピンポイントの照射が可能なトモセラピーは身体に優しく、高度活性化ＮＫ細胞療法との相性も良いため、提携先病院での照射をご紹介しました。トモセラピーは、ＣＴのように患者様の周りを回りながら細い放射線のビームを組み合わせて治療する点がふつうの放射線治療と大きく異なります。それによって、治療したい部位に沿った線量分布を描きながら、避けたい部位にはできるだけ放射線が軽減されるように工夫してあるのが特徴です。強度変調放射線治療（ＩＭＲＴ）に分類される最新の治療方法の一つになっています。

またそれと同時に、転移あるいは多中心性の再発を防ぐ目的で、トモセラピー照射中も高度活性化ＮＫ細胞療法を受けてもらうことにしたのです。

当クリニックでは、放射線治療が局所療法であるのに対して、その期間手薄になる全身療法としての高度活性化ＮＫ細胞療法を積極的に勧めて治療効果を高めています。仮に高齢だから、病状が進んで手術で対応できないということから何も治療をしなかった場合、黄疸や腹水が出現して、患者さんが日増しに苦しむことは間違いありません。まずは出来ることから治療を始める——これが当クリニックでの基本的な考え方になっています。

担当医は「放射線治療が手術治療にかなり近いところまできている現状を鑑みると、手術を安全に乗り切るためには術前術後の管理に免疫細胞療法を組み合わせることが必要です。

これによって再発や転移の頻度が減少することに関してはいくつものエビデンスがあり、放射線治療についても同様の効果があるのではないかと考えています」と、特に高齢のＣさんのようなケースでは周術的な管理が大切になるといいます。

当クリニックでの治療を受けてからＣさんの肝臓にあった局所病変は消失し、懸念されていた転移も認められません。現在は完全寛解の状態が数カ月続き、Ｃさんは非常にお元気です。先日もエコー検査やＰＥＴ‐ＣＴで検査したところ完全寛解の状態が維持されていました。

この結果を受けて、担当医は「私たちのクリニックでは、治療後も、匙を投げた元主治医に代わって検査などのフォローを保険診療の範囲内で行っており、今後の経過についても随時更新したいと考えております」と語ります。

蛇足になりますが、老人医療においては暦年齢ではなく、体力年齢が勘案されるべきだという原則を理解していない医師も多く存在します。単に○○歳だから治療は無理、何もしないのが一番という考え方ですが、患者様一人ひとりの体調と病状や病気の進行状態などを総合的に勘案して、その人にとって最善の治療に当たっていくのが大切になります。

（⇩日比谷内幸町クリニックにおける治療例）

症例20　肝臓がん（74歳　Yさん　男性）

C型肝炎をインターフェロンで完治した15年後に肝臓がんが出現。
痛みを伴う治療を一切拒否し、高度活性化ＮＫ細胞療法のみで治療開始。
1クール治療終了後、重粒子線治療が可能となり実施、みごと腫瘍消失！

Yさんは２００８年11月に肝臓がん（肝細胞がん）と診断されました。

担当医からは標準治療として手術やラジオ波焼灼療法を選択肢として勧められたということです。

しかし、こうした痛みを伴う治療に対して抵抗があったYさんは、副作用がほとんどない高度活性化ＮＫ細胞療法を選択することとされました。

２００８年１月より、２週間に１度の投与ペースで高度活性化ＮＫ細胞療法が開始されました。

ちなみに治療を開始してからも、Yさんは趣味であるゴルフへ精力的に行かれていました。

治療開始前と１クール（６回投与後）の腫瘍マーカーは次のように変化していました。

▼ＰＩＶＫＡ２　１６９⇩１２７　（正常値40ｍＡＵ／ml以下）
▼ＣＡ19‐９　14⇩11　（正常値37Ｕ／ml以下）
▼ＣＥＡ　０・７⇩０・５以下　（正常値５・０ng／ml以下）

ＣＴ検査では、新たな腫瘍の出現や増大などもなく経過されました。

Ｙさんは主治医からも、「高度活性化ＮＫ細胞療法の効果が出ている」との評価を受けたそうです。そのうえ重粒子線治療が適応となり、「90％治る！」とのお墨付きをいただいたそうです。

重粒子線治療は誰もが受けられる治療ではありませんが、痛みも伴わないため、Ｙさんにとってベストな治療になると思われました。高度活性化ＮＫ細胞療法によって重粒子線治療を受けられる状態にもっていくことができたことが、非常に良かったところです。

Ｙさんは２００９年５月に重粒子線治療を受けられました。

その後のＣＴ検査では、みごと腫瘍が消失していました。現在は３カ月毎の定期検診だけで過ごされています。

もちろん趣味のゴルフも、ますます楽しんでいらっしゃるということです。

（⇩日比谷内幸町クリニックにおける治療例）

症例21　乳がん→肝臓・多発性骨転移（49歳　Fさん　女性）

手術は不可能。余命1年の乳がんと診断されるも、抗がん剤と高度活性化NK細胞療法の併用で腫瘍マーカー減少。原発・転移部位も縮小！

2008年2月に健康診断で異常を指摘されたFさん。受診をした結果、「乳腺炎」と診断されました。それ以降も異常を感じていながらも、忙しさのため受診できない状態が続きました。「乳腺炎」と診断されたことで安心したこともあったのでしょう。

しかし1年後に乳がんと診断されたのでした。

その時点ですでに肝臓・骨へ多発的な転移が認められ、主治医からは「予後は年単位ではいえない」とまでの宣告を受けます。

すでに手術や放射線治療をできる段階ではなかったため、抗がん剤治療が開始されました。

しかし、抗がん剤の副作用が出現。２種類の抗がん剤を組み合わせる治療が中止となります。

Ｆさんは１種類のみでの抗がん剤治療に不安を感じ、高度活性化ＮＫ細胞療法の併用治療を希望されました。通常、抗がん剤との併用治療をされる場合、抗がん剤の休薬期間に、高度活性化ＮＫ細胞療法に必要なＮＫ細胞の採取（採血）を行います。

しかし、Ｆさんの場合、貧血が大変強かったため、細かに血液状態をチェックし、高度活性化ＮＫ細胞療法を継続しました。

その結果、腫瘍マーカーは順調に低下。高度活性化ＮＫ細胞療法を１クール終えた時点で、すべての腫瘍マーカーが正常値となりました。また、同じ時期の骨シンチグラフィーでは、胸骨の転移部分の影が薄れてきているのが確認できました。

▼CEA　5・2⇩2・2　（正常値５・０ng／ml以下）
▼NCC-ST-439　7・5⇩1・1　（正常値７・０Ｕ／ml以下）

Ｆさんの場合は、抗がん剤の副作用なのか貧血が非常に強く、継続してのＮＫ細胞採取（採血）を行うことができませんでした。

そのため、高度活性化ＮＫ細胞療法の２クール目開始までに、２カ月程度お休みを挟むことになりました。

しかし、その間に病状は逆行することなく、腫瘍マーカーも正常値を維持したまま、高度活性化ＮＫ細胞療法の２クール目を再開することができました。

２クール目を再開して間もなく、一部骨髄浸潤が見られていた骨転移の病変が縮小し、骨内に治まっていることが判明します。

骨髄とは、白血球や赤血球などの血液成分を作っている、いわば血液の工場です。

この部位に浸潤が見られていたため、長期に渡り貧血が改善せず、高度活性化ＮＫ細胞療法もゆっくりとしか進めていくことができませんでした。

しかしこの改善によって、高度活性化ＮＫ細胞療法を定期的に行うことが可能になりました。

高度活性化ＮＫ細胞療法２クール目４回目の治療後のＣＴでは、原発である乳房の腫瘤は不明瞭なものとなり、多発的に見られていた肝臓の転移も縮小傾向となっていました。

（⇩日比谷内幸町クリニックにおける治療例）

症例22　乳がん→リンパ節転移（39歳　Wさん　女性）

抗がん剤（血管内治療）と高度活性化ＮＫ細胞療法の併用で原発が縮小、転移巣は消失！

Wさんは結婚を間近に控えた時期に乳がんと判明しました。見つかった時点では、すでに原発の最大径が３・５㎝もある浸潤性の病巣となっており、手術を行うにしても手術前の抗がん剤使用が必要な状態でした。

結婚を控えた女性であれば出産への希望を持ってらっしゃる方は多いはずです。Wさんも同様でした。大量の抗がん剤を使用することは、体への負担が大きいばかりか正常な妊娠・出産を脅かすリスクが高くなってしまいます。

Wさんは非常に悩まれ、当院を受診されました。結婚直前の発覚というだけでも相当なショックを受けられたのは当然でした。そのうえ治療が出産を脅かすことになるとなれば、その悩みも深刻にならざるを得ません。

当院へ初診に来られた時点で、確定診断からすでに1カ月が経過していました。

まだ30歳代という若さのためか、すでに原発巣は３㎝×６㎝大へと進行していました。さらに悪いことに、リンパ節へ転移していました。

Wさんのお話しでは主治医による今後の治療方針も決定していないということでした。そこで、どんな治療でも併用可能なように、高度活性化NK細胞療法1クールに必要な細胞採取を先行して行いました。

その後、Wさんは他院で抗がん剤（血管内治療）の投与を受けることになり、それと併用しながら高度活性化NK療法を2週間に1回の投与を基本ベースに開始。

その結果、高度活性化NK細胞療法を3回終了した時点で、リンパ節転移は消失。大きかった原発巣は縮小に伴い二つに分かれ、3㎜大と6㎜大の腫瘤を認めるのみになっていました。

ここまでの縮小を認めたWさんは、より根治的な治療を希望され、レーザー治療を選択されました。

そこで、残り3回の高度活性化NK細胞療法をレーザー治療の前後で集中的に行いました。これはレーザー治療の効果が高まるようにした補佐的導入の方法です。

結果として、わずか1回のレーザー治療で、残りの腫瘍はすべて消失しました。

Ｗさんは治療を終了されてから3年が経過しています。

２０１０年6月時点においても再発することなく、元気に日常を過され、無事にご結婚もされました。

がん治療には肉体的変化や生活の変化を余技なくされるつらい治療が多いものです。

しかし、高度活性化ＮＫ細胞療法はＱＯＬを下げることなく、自分らしさを維持したまま病気に向き合える治療法の一つといえます。


（⇩日比谷内幸町クリニックにおける治療例）

症状23　子宮頸がん（子宮がん）→肝臓へ転移（39歳　Mさん　女性）

子宮がんと診断され放射線化学療法を行うものの、肝臓への転移が判明。

抗がん剤治療と高度活性化ＮＫ細胞療法の併用で肝転移が8分の1まで縮小！


２００７年6月に子宮頸がん（子宮がん）のステージⅡｂ期と診断されたＭさん。

すぐに抗がん剤治療と放射線治療を併用した療法を開始しましたが、腫瘍マーカーの上昇と腹部のリンパ節への転移が判明しました。

その後も抗がん剤治療と放射線治療の追加療法を行いましたが、２００８年６月には肝臓への転移が認められました。

主治医からは、種類を変更して、再度の抗がん剤治療を提案されたものの、効果は大きく期待できないとの説明がありました。

Ｍさんは高度活性化ＮＫ細胞療法との併用治療を希望され、２００８年７月より治療を開始されました。

高度活性化ＮＫ細胞療法は２週間毎に１回投与のペースで実施しました。

抗がん剤治療を１回投与し、高度活性化ＮＫ細胞療法を１回実施した時点で、腫瘍マーカーの低下が認められました。

この腫瘍マーカーの低下には主治医も大変驚き、早々にＣＴでの病状確認を行いました。

その結果、抗がん剤治療を２回投与し、高度活性化ＮＫ細胞療法を２回実施した時点で、肝転移が治療前の８分の１程度まで縮小していることがわかりました。

抗がん剤治療を３回投与し、高度活性化ＮＫ細胞療法を４回実施した時点では、腫瘍マーカーのすべての項目が正常値になりました。

▼ＣＥＡ　５・52⇩３・39（正常値５・０ng／mg以下）
▼シフラ　７・03⇩１・01（正常値２・０ng／mg以下）
▼ＳＣＣ　４・３⇩０・７（正常値１・５ng／mg以下）

Ｍさんは年齢も若く、お子さんもまだ幼かったため、主治医からの「効果は大きく期待できない」という言葉には、大変なショックを受けられていました。

初診に来られた際も「末期的な状況」と病状を深刻に受け止めておられ、治療効果への期待もあまり抱いていないように見受けられました。

しかし、高度活性化ＮＫ療法の担当医から「高度活性化ＮＫ細胞療法は個人差が大きいという側面がありますが、科学的根拠に基づいた治療です。著効例（治療効果が顕著な例）もありますが、がん自体と付き合う考え方を持つことも大切です。がん自体がきれいになくならなくても、今の状態が何年も続けば、『完治』じゃなくてもいいのではないでしょうか?」といわれたことがきっかけとなり、がんに対する考え方も変わり、前向きになれたと話されています。

高度活性化ＮＫ細胞療法は患者さんとご家族のお話を聞くことから始まります。同じご病気でも、患者さんによって置かれている環境・考え方は異なります。

中には長い闘病生活で落ち込まれている患者さんもいらっしゃいます。そんな患者さんの精神面のサポートも治療の一つと捉えています。Ｍさんのように、目に見える治療効果にとどまらず、治療意欲の回復にも役立てる治療を目指しています。

（⇩日比谷内幸町クリニックにおける治療例）

症例24　膀胱がん（76歳　Wさん　男性）

再発を繰り返した膀胱がん。

高度活性化NK細胞療法とBCG注入療法で難局を乗り越えた！

Ｗさんが下腹部の異常と血尿を認めたのが２０１３年9月でした。精密検査を受けたところ、膀胱がんと診断されたのです。

10月に1回目のＴＵＲＢＴ（経尿道的膀胱腫瘍切除術）を実施したものの、すぐに再発してＴＵＲＢＴを繰り返しました。さらに左腎盂がんの合併も判明し、翌年2月に左腎尿管全摘術と膀胱部分切除術が行われました。その後も遺残していた膀胱に無数のがんの再発が認められ、もはや膀胱全摘除術以外の選択肢はないと宣告されたのです。膀胱がんでは一般にＢＣＧを用いた局所免疫療法（ＢＣＧ注入療法）が広く施術されますが、Ｗさんのケースでは、浸潤が深いことからＢＣＧ注入療法は無効との判断でした。

しかし、Ｗさんは膀胱全摘して自己導尿の生活をしなくてはならないのは我慢できず、生きる意味はないと絶望されてしまいました。困ったご家族が、ほかに治療法がないか探された結果、当クリニックの高度活性化ＮＫ細胞療法にたどり着かれたのです。

4月末から高度活性化ＮＫ細胞療法を開始するのに併せて、当クリニックの担当医の判断で、ＢＣＧ注入療法を組み合わせることにしたのです。ＢＣＧは表面のがんには有効で、反対に高度活性化ＮＫ細胞療法は膀胱深くから膀胱外への浸潤に有効に作用します。そのため、ＢＣＧ注入療法を実施している病院を紹介し、新たな治療が開始されたのです。

ところが、初回の高度活性化ＮＫ細胞療法＋ＢＣＧ注入療法でも、多数の再発が認められました。Ｗさんのご家族からＷさんが自殺未遂を起こされたとの連絡が……。幸いにも一命を取り留められＷさんは、当クリニックの担当医の力強い勇気づけにも後押しされて、再度の高度活性化ＮＫ細胞療法＋ＢＣＧ注入療法を受けることになったのです。

その結果は良好でした。今度は膀胱内にも膀胱外にも再発・転移がなく、ご家族から「やっと、おやじの体の中にがんが確認できない状態にまでたどり着きました！」という喜びの声をいただきました。ＢＣＧ注入療法が終了後も高度活性化ＮＫ細胞療法は複数回にわたって実施。その結果、がんのない状態を維持されています。さらに２０１６年12月段階でも再発はありません。

蛇足になりますが、Ｗさんの奥さまが骨髄異形成症候群になられたことがあります。その際にも、当クリニックで高度活性化ＮＫ細胞療法を実施しています。また息子様が肺がんの疑いと診断されたときにも、幸いにもがんではありませんでしたが当クリニックの医師がその診断のお力添えをされました。

このように、患者様の病気をただ診るだけでなく、ご家族を含めた全人的なお付き合いを目指して日々診療に励むことも、これからの医療を考える上で大切なことではないでしょうか。

アメリカでは世界に先駆け、前立腺がんへの免疫療法がすでに標準治療となっています。本症例の膀胱がんとも併せ、高度活性化ＮＫ細胞療法が泌尿器系のがんに対して有効に作用するといえるのです。

（日比谷内幸町クリニックにおける治療例）

症例25　尿管がん（73歳　Ｆさん　男性）

転移しやすい浸潤性の尿管がん。持病の心臓病のため点滴による強い抗がん剤ができず内服の抗がん剤の服用と高度活性化ＮＫ細胞療法で再発せずに7年が無事経過！

Ｆさんは２００８年3月に血尿を認め、近医を受診されます。精密検査の結果、右尿管がんと診断されます。6月には病理診断を兼ねた原発切除術が施行されますが、結果は最も浸潤性が高く、悪性度の高いグレード３の診断でした。がん細胞の悪性度とは、顕微鏡で見たがん細胞の形から判断するものです。悪性度はグレード１～３の３段階に分けられ、グレード3はいちばん悪性度が高く、浸潤がんではがん細胞の悪性度が高いと転移・再発の危険性が高くなります。

また、尿管壁は非常に薄いため、その浸潤度も今後の経過を予測するうえで、非常に重要になります。Fさんの場合、その浸潤度も5段階中4で、手術をしたからといって、軽視できるレベルではありませんでした。

一般的にこのような病状の場合、手術後には抗がん剤を用いた化学療法が選択されます。しかし予後は悪く、5年生存率は10〜40％といわれています。ところがFさんには持病の心臓病があり、点滴による強い抗がん剤治療が行えない状況でした。そのため、主治医とFさんが選択したのは内服による抗がん剤治療だったのです。むしろ選択肢がそれしか残されていなかったといったほうが適切でしょう。

内服による抗がん剤治療は副作用が少ない分、効果の面では大きな期待を寄せることができません。Fさんはこのままでは再発リスクが非常に高いことから、高度活性化NK細胞療法の併用を希望されました。

こうして2008年8月から高度活性化NK細胞療法が毎週投与で開始されました。1クール6回の投与が終わった時点の腫瘍マーカーでは、一部高値を示す項目があったものの、ＣＴでは再発を疑わせる所見はなかったのです。

Ｆさんは再発・転移予防への効果を実感し、約1年の経過観察を経て、高度活性化ＮＫ細胞療法の2クール目を開始することになりました。その時点でも一部腫瘍マーカーに異常値はありましたが、それ以外の再発を疑わせる所見がないことから、高度活性化ＮＫ細胞療法は、月に約1回ペースの維持的療法で再開されました。

1クール目から1年経過しているとはいえ、Ｆさんのケースでは集約的な1クール目の治療が自己の免疫細胞へ良い刺激となっており、治療再開前のＮＫ細胞の活性値（がん細胞への攻撃力）も、とても高い数値で維持されていました。そのため、約半年かけて施行した高度活性化ＮＫ細胞療法の2クール目の治療終了時には、高値だった腫瘍マーカーの低下を認めることができました。

▼ＴＰＡ　46⇩24（75Ｕ／l未満）
▼ＢＦＰ　169⇩89（基準値75ng／ml未満）

この後も2013年11月までは、高度活性化NK細胞療法を月に約1回を半年間で1セットとして継続されています。その結果、現在は、治療間隔をさらに空けることができ、Fさんは仕事の合間を縫って、元気に通院されています。

腫瘍マーカーはさらに低下し、最近では基準値内に収まるようになっています。

▼TPA 35・2 （基準値75・0U／l未満）
▼BFP 47 （基準値75ng／ml未満）

多くの悪性腫瘍は、5年を区切りに「完治」という表現が可能になります。しかし、闘病しながらの5年は非常に長く、時には自分らしい時間を過ごすことができないまま無為に過ごす患者様もいます。また、その5年を迎えることができず、治療を断念せざるをえない患者様もたくさんいるのです。

Fさんはがんが見つかって手術をしてから7年が経過します。それも再発・転移しやすい浸潤性尿管がん。主治医からは学会で報告するぐらい経過は良好と言われており、Ｆさんは80歳を目前にしても、まだまだ現役で仕事をされ、日本中を飛び回っています。そんな闘病を可能にするのが、高度活性化ＮＫ細胞療法といえるでしょう。

（⇩日比谷内幸町クリニックにおける治療例）

症例26　前立腺がん→骨転移（67歳　Aさん　男性）

自覚症状がないまま骨転移したステージⅣの前立腺がん。
ホルモン療法と高度活性化ＮＫ細胞療法の併用で腫瘍マーカーが劇的に低下！

Ａさんは２０１０年10月に泌尿器科の受診時に、たまたま受けた血液検査で、前立腺がんの腫瘍マーカーであるＰＳＡの異常を指摘されました。正常値が４・０ng／ml以下のところ、96・7もあったのです。これといった自覚症状はないものの、すぐに全身精査を行ったところ、骨へ複数箇所転移していることが判明しました。

前立腺がんの標準的な治療法はホルモン療法ですが、より高い効果を期待して高度活性化

NK細胞療法を併用することにしたのです。通常、ホルモン療法は、1～3カ月に1回の間隔で投与されます。Aさんのケースでは3カ月に1回で、その間を埋めるように、高度活性化NK細胞療法を2週間に1回の間隔で実施することにしたのです。

ホルモン療法を2回施行し、高度活性化NK細胞療法を4回投与した2011年5月の時点で、高値だった腫瘍マーカーが顕著に低下しているのを認めました。

▼PSA　96・7⇩18・5　（正常値4・0ng／ml以下）
▼γセミノプロテイン　7・2⇩2・5　（正常値4・0ng／ml以下）
▼PAP　3・8⇩2・2　（正常値3・0ng／ml以下）

PSA以外の項目はすべて正常値以内に低下し、PSAも5分の1まで低下しました。骨転移の精密検査はまだ施行されていませんが、Aさんには骨転移に伴う痛みや運動障害などが認められず、箱根や秋田へ湯治を兼ねた温泉旅行へ出かけられるようになっています。

前立腺がんではステージⅢまでは5年生存率が100%ですが、遠隔転移を伴う前立腺がんでは約60％にまで低下するといわれています。これは、初期治療として有効といわれるホルモン療法にも限界があるからです。しかし、Ａさんのように高度活性化ＮＫ細胞療法を併用することで、効果の持続が期待できます。

Ａさんの治療はまだ始まったばかりです。これから先の長い闘病生活を充実したものとしてもらうため、Ａさんの希望を尊重し、治療にできるだけ影響がでない範囲で中休みを設けています。現在２クール目の治療が始まり、安定された状態が続いています。

（⇩日比谷内幸町クリニックにおける治療例）

症例27　食道がん → リンパ節転移（69歳　Ｏさん　女性）

余命３カ月の食道がんと診断されたうえ、急激に進行しリンパ節へ転移。
放射線と高度活性化ＮＫ細胞療法の併用で原発・リンパ節転移が共に消失！

食事摂取ができなくなり、はじめて身体の異常に気づき近医を受診されたＯさん。検査の結果、食道がんと診断されました。しかも非常に進行が早く、主治医からは「余命３カ月」の告知を受けました。

主治医からは早急に抗がん剤と放射線療法の併用治療を勧められたということです。

しかしOさんは食事摂取が困難な状態が長く続いていたため、治療開始前にすでに体力が著しく低下した状態にありました。

主治医が勧める抗がん剤と放射線療法の副作用や負担に対し強い不安を抱かれたOさんは、当院を受診されました。

進行が非常に速いという点から、当院の担当医も抗がん剤と放射線療法を先行して開始することを勧めました。

そこで、主治医による治療の前に高度活性NK細胞療法1クールに必要な採血（細胞採取）を実施しておきました。万が一、抗がん剤や放射線療法の副作用が強く、中断せざるを得なかった場合でも、すぐに高度活性化NK細胞療法が開始できるように準備をしておいたというわけです。

抗がん剤は副作用が強く出てしまい、1クールで中断することになりました。

しかし、放射線療法は予定通り行うことができ、その後の継続治療として、高度活性化NK細胞療法を開始しました。

高度活性化ＮＫ細胞療法を３回投与した後のＣＴでは、食道に見られた２㎝大の腫瘍が消失していました。

高度活性化ＮＫ細胞療法を１クール（６回）投与した後では、かなり狭窄していた食道の上部と下部が拡張していました。

部分的にまだ狭窄している部分もありましたが、全体的には腫瘍の縮小を認め、リンパ節転移も大幅に縮小していました。

高度活性化ＮＫ細胞療法を１クール終えられた時点で、主治医から宣告を受けた「余命３カ月」の期間はすでに過ぎていました。それどころか、食道の狭窄により食事摂取もままならない状態から、通りの良い食事を摂取できるまでに改善されたのです。

個人差はあるにせよ、がんの治療には体へ何らかの負担をかけることがほとんどです。Ｏさんのように、著しい体力低下を認める中での抗がん剤などの導入は、効果の前に継続できるかが問題になってしまいます。

しかし、高度活性化ＮＫ細胞療法の場合、治療に必要な細胞採取と培養が十分に完了していれば、いつでも治療が可能です。主治医の勧める治療が予期せぬ中断を迫られた場合でも、すぐに次の治療へと切り替えることが可能になるのです。

これは、進行性の疾患に対し治療の手も止めずに続けられる点で非常に理想なことです。

「まだ治療法がある」ということが患者さんにどれほど大きな希望を与えるかしれません。

そして患者さんが希望を抱き続けることが、治療にとってはとても大切なことなのです。


（⇩日比谷内幸町クリニックにおける治療例）

症例28 卵巣がん↓腹膜へ転移（68歳　Yさん　女性）

卵巣がんの手術を行うものの、腹膜転移が判明。副作用により抗がん剤治療が順調に進まない中、高度活性化ＮＫ細胞療法にて腫瘍マーカーが低下。


３年前より腹部の熱感などの自覚症状がありながらも、確定診断がつかずにいたＹさん。

２００８年５月に卵巣がんの診断を受け、子宮と卵巣の全摘出術を行いました。

しかし手術中に腸間膜・腹膜などへの転移が判明し、手術後から抗がん剤治療が始まる予定でした。

Ｙさんは精神的な負担に大変弱い方だったということです。そのうえ、術後でもなお、多

COLUMN

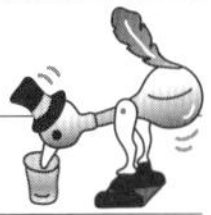

高度活性化 NK 細胞療法は、抗がん剤治療が止まっている時期でも治療が可能です。

●抗がん剤治療が苦しい時でも治療を継続

Y さんは、より高い治療効果を求めて、抗がん剤と高度活性化 NK 細胞療法の併用療法を希望されました。

高度活性化 NK 細胞療法は２週間毎に１回投与のペースで実施しました。しかし、抗がん剤の副作用から白血球・血小板の数値が著しく低下。そういった状況下でも、高度活性化 NK 細胞療法の投与は骨髄抑制の影響をまったく受けないため、治療を継続することができました。

抗がん剤治療の場合、効果の有無ではなく、その副作用から治療を中断せざるを得ない場合があります。これは、進行性の病気と闘う患者さんにとって耐え難い恐怖だと思います。

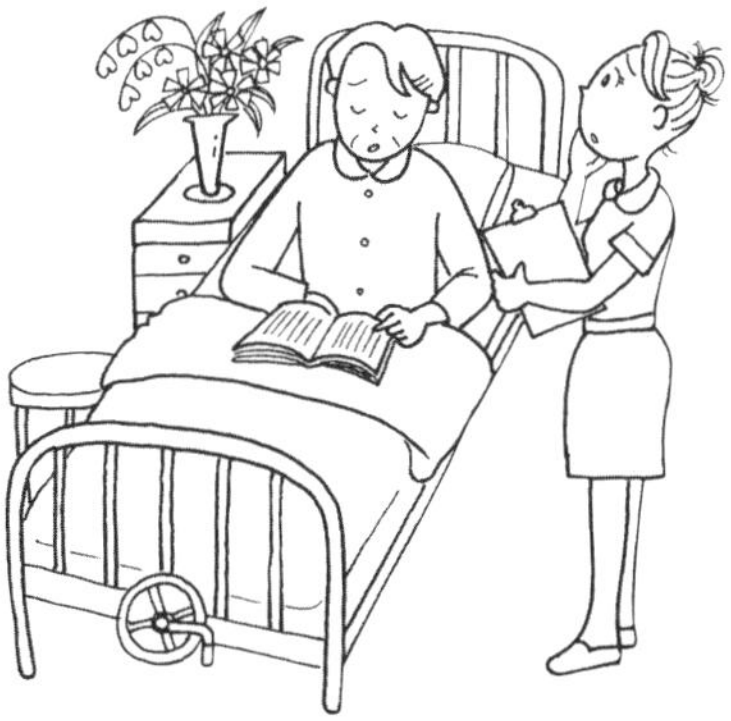

くの病巣が腹腔内に残されていました。

このような理由から、より高い治療効果を求めて、抗がん剤と高度活性化ＮＫ細胞療法の併用療法を希望されました。

高度活性化ＮＫ細胞療法は２週間毎に１回投与のペースで実施しました。

幸いにも主治医が大変協力的だったため、入院治療を行いつつ治療を進めることができました。

しかし、抗がん剤の副作用から白血球・血小板の数値が著しく低下。定期的な抗がん剤治療が困難な状態が長く続きました。

そういった状況下でも、高度活性化ＮＫ細胞療法の投与は骨髄抑制の影響をまったく受けないため、治療スケジュールの変更をすることなく、治療を継続することができました。

抗がん剤治療を２回投与し、高度活性化ＮＫ細胞療法を５回実施した時点で、治療前に高値だった腫瘍マーカーＣＡ１２５が、１２８→29（正常値35以下）まで減少していました。

抗がん剤治療の場合、効果の有無ではなく、その副作用から治療を中断せざるを得ない場合があります。

これは、進行性の病気と闘う患者さんにとって耐え難い恐怖だと思います。

高度活性化ＮＫ細胞療法の場合は、抗がん剤治療が止まっている時期でも継続して治療が可能です。

安心して治療に向かえるということも、非常に大きなメリットとなっています。


（⇩日比谷内幸町クリニックにおける治療例）

症例29　胆嚢がん（69歳　Hさん　男性）

高度活性化ＮＫ細胞療法を開始後1カ月で腫瘍が縮小し、腫瘍マーカーも正常化。

現在、1カ月に1回の定期受診のみで経過は良好。


Ｈさんは通院していた病院で２００６年12月にＣＴ検査と腫瘍マーカーの上昇（ＣＥＡ：7・7、ＣＡ19－9：52・6）により、主治医から胆嚢がんのステージⅣｂと診断されました。

主治医より抗がん剤治療（ジェムザール）について説明があったものの、ご本人とご家族は、副作用等に対して不安を抱いていました。

また、主治医の方でも抗がん剤治療（ジェムザール）は胆嚢がんに特異的ではなく、積極的には考えていなかったということです。

そのためご本人およびご家族と相談のうえ、抗がん剤治療は実施されませんでした。

その代わり、高度活性化ＮＫ細胞療法を１週間に２回実施する集中的な治療を２００７年２月初旬より開始しました。

Ｈさんはかなり遠方にお住まいになっており、高度活性化ＮＫ細胞療法を効率よく進めるのが少々困難でした。しかし、幸いなことに、お住まいの近くにある個人的に懇意のある医院の協力をご家族が取り付けてくださいました。

Ｈさんのご近所の医院で採血してもらい、それを培養センターへ輸送し、ＮＫ細胞の培養・活性化をはかり、再びその医院に運んで点滴でＨさんの血液に戻すという方法が実現。

このようにして３週間の集中治療を行い、２００７年２月の終わりに主治医のもとでＣＴ検査と腫瘍マーカー検査を実施したところ、腫瘍が縮小し、腫瘍マーカー（ＣＥＡ：４・３、ＣＣＡ19－９：25・５）も正常値に落ち着きました。主治医からの診療情報提供書にも、高度活性化ＮＫ細胞療法は「effective」と判断されております。

▼ＣＥＡ　７・７⇩４・３　（正常値５・０ng／mg以下）
▼ＣＡ19－9　52・６⇩25・５（正常値37Ｕ／ml以下）

２００７年９月時点においても、腫瘍マーカーは正常値であり、１カ月に１回の定期受診のみで経過は良好です。

Ｈさんは健康な頃と同じように、通常の生活をしていらっしゃいます。Ｈさんのように抗がん剤治療の効果がなかなか出にくいがんに対しても、高度活性化ＮＫ療法は効果を発揮します。

遠方にお住まいの場合でも、近所の医師の協力を仰ぐことができれば集中治療も可能となります。このような柔軟な対応も、これからのがん治療にとっては必要だと考えています。

（⇩日比谷内幸町クリニックにおける治療例）

症例30 悪性リンパ腫（70歳 Nさん 男性）

抗がん剤が効きにくいとされる悪性リンパ腫による多発性のリンパ節腫大。高度活性化NK細胞療法を併用することで原発の腫瘤が10分の1に縮小！

Nさんは、2008年9月にPET－CT検査を受け後腹膜腫瘤と指摘されます。しかし進行性ではなかったため、経過観察で様子を見ることになりました。

その後、2009年6月にはリンパ節の腫大が後腹膜だけではなく、頸部（首）・腋窩（わきの下）・鼠径（足の付け根）のリンパ節でも認められるようになったのです。精密検査の結果、Nさんの悪性リンパ腫はB細胞由来の非ホジキンリンパ腫であることがわかり、がん細胞は脊椎にまで及んでいました。病期でいえばステージⅣです。主治医からは抗がん剤治療を提案されました。

非ホジキンリンパ腫は比較的、抗がん剤が効きやすいといわれますが、Nさんのリンパ腫は「低悪性度」で、他の悪性度の高いリンパ腫に比べ、抗がん剤が効きにくい分類に入ります。

血液のがんである白血病やT細胞由来の悪性腫瘍の場合、残念ながらその発症機序より、免疫細胞療法を行うことが困難です。しかし、Ｎさんの場合、病理診断の結果、Ｂ細胞由来の悪性リンパ腫だったため、治療適応となりました。

２０１０年８月より抗がん剤治療と併行して高度活性化ＮＫ細胞療法が開始されました。初回の抗がん剤治療では、痒みなどの副作用に悩まされたＮさんですが、２回目以降の抗がん剤治療は高度活性化ＮＫ細胞療法が併用されたこともあり、手先のしびれが軽く出現した程度で済んだといいます。

一般に悪性リンパ腫では抗がん剤治療の副作用が強いとされる中で、順調に抗がん剤治療を３回施行することができたのです。これに加えて高度活性化ＮＫ細胞療法を５回投与した後の腫瘍マーカーは半減していました。さらに頸部（首）・腋窩（わきの下）・鼠径（足の付け根）のリンパ節の腫大も明らかに縮小していたのです。

そのときの腫瘍マーカーの値は次の通りです。インターロイキン２受容体の値が半減しているのがわかります。

▼インターロイキン2受容体　1383⇩650（基準値333～587）

抗がん剤を4回・高度活性化NK細胞療法を1クール（6回投与）終えた時点のCT検査では、原発に当たる後腹膜の腫瘤が10分の1にまで縮小していることが確認されました。その後、抗がん剤治療を5回受けた2011年1月時点で、主治医の判断で経過観察となっています。

抗がん剤の副作用の影響などによって長期に抗がん剤治療を継続することが難しいケースがあります。そのような場合でも、高度活性化NK細胞療法は継続して受けることが可能です。当クリニックではNさんと面談の上で、主治医の治療がひと段落してから、高度活性化NK細胞療法を継続治療することで、更なる改善を目指しているのです。

（⇩日比谷内幸町クリニックにおける治療例）

第4章

免疫細胞療法の最前線

新しい成果が注目される

患者さんにやさしい
複合免疫細胞療法の可能性

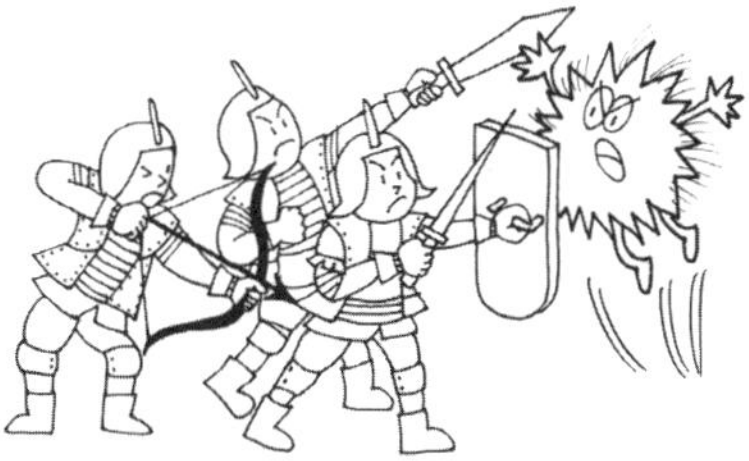

1 高度活性化ＮＫ細胞療法の応用技術で複合免疫細胞療法を確立

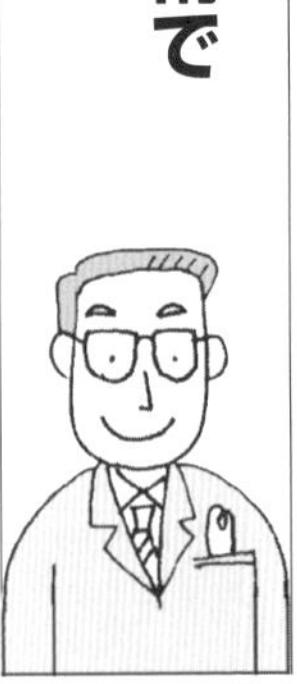

新時代のがん治療法として注目を集めています

昨今、免疫細胞療法は活況を呈してきています。

日比谷内幸町クリニックおよび博多駅前クリニックでも、さらに研究と臨床医学応用を推進し続けてきました。

高度活性化ＮＫ細胞療法は高い効果を発揮する治療法ですが、そこに甘んじることなく、より患者さんにやさしい、より効果の期待できる免疫細胞療法を探求したのです。

その結果、複合免疫細胞療法という新たな治療法を確立しました。

これまで成果を出してきた高度活性化ＮＫ細胞療法と共に、新時代のがん治療法として注目を集めています。

複合免疫細胞療法を受けられた患者さんは、まださほど多くないため、症例をご紹介することはできませんが、比較的良好な良い結果が導き出されています。

この章では、複合免疫細胞療法のメカニズムや治療法についてお話したいと思います。

三つの免疫細胞が組み合わされた複合免疫細胞

まず、複合免疫細胞とは何かをご説明しましょう。「複合」という言葉が表している通り、三つの免疫細胞から成っています。いわば３人がメンバーの複合免疫チームといったところです。

メンバーは、「ＮＫ細胞・樹状細胞・樹状細胞活性化キラーＴリンパ球」です。

ＮＫ細胞はウィルスやがん細胞など異物と見るや即、単独で行動。とにかく何でもやっつけてしまう自然免疫系の細胞です。

樹状細胞はＮＫ細胞と同じく自然免疫部隊として働くと同時に、Ｔ細胞やＢ細胞など獲得免疫系の細胞に異常細胞の目印（＝抗原）を提示・教育する抗原提示細胞としての役割も担っています。このことから樹状細胞はプロフェッショナル抗原提示細胞ともいわれています。

樹状細胞活性化キラーＴリンパ球は、樹状細胞が提示している抗原、つまりがんの印を覚え込み、同じ印を持った細胞をねらい打ちしていきます。教育を受けてから出動する獲得免疫部隊の一つです。

第2章でNK細胞については詳しくご説明しましたので、ここではもう一つの重要な役割を担っている樹状細胞について若干の説明を加えておきたいと思います。

「ねらい打ち」のカギを握る樹状細胞

ウィルスが侵入したりがん細胞ができた際、樹状細胞はマクロファージやNK細胞と共に前線で敵をやっつけにかかります。

がん細胞を食べた樹状細胞はリンパ節へと移動。そこではリンパ球が待機しています。ここで樹状細胞はがん細胞の印（＝抗原）を細胞表面に掲げて、T細胞に「これががん細胞の印だ」と教えます。樹状細胞にはその名の通り樹木の枝のようなものがたくさんついています。その枝の一つに、まるで器に載せるようにして抗原を提示します。

この器を掲げる枝には2種類あり、「HLAクラス1」「HLAクラス2」といいます。樹状細胞活性化キラーTリンパ球は、「HLAクラス1」の器に載せられたがん細胞の印を覚え

COLUMN

樹状細胞はマクロファージやNK細胞と共に敵と闘います。

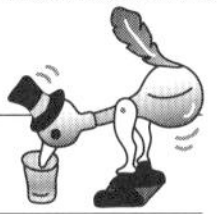

●頼りになるNK細胞の働き

　ウィルスが侵入したりがん細胞ができた際、樹状細胞はマクロファージやNK細胞と共に前線で敵をやっつけにかかります。がん細胞を食べた樹状細胞はリンパ節へと移動。そこではリンパ球が待機しています。ここで樹状細胞はがん細胞の印（＝抗原）を細胞表面に掲げて、Ｔ細胞に「これががん細胞の印だ」と教えます。樹状細胞にはその名の通り樹木の枝のようなものがたくさんついています。その枝の一つに、まるで器に載せるようにして抗原を提示します。

　樹状細胞はNK細胞と同様、体内をパトロールしながら敵を見つけるや前線で闘い、しかも部下にねらい打ちを指示し、栄養分まで出させる働きをしているというわけです。NK細胞同様とても頼りになると思われます。

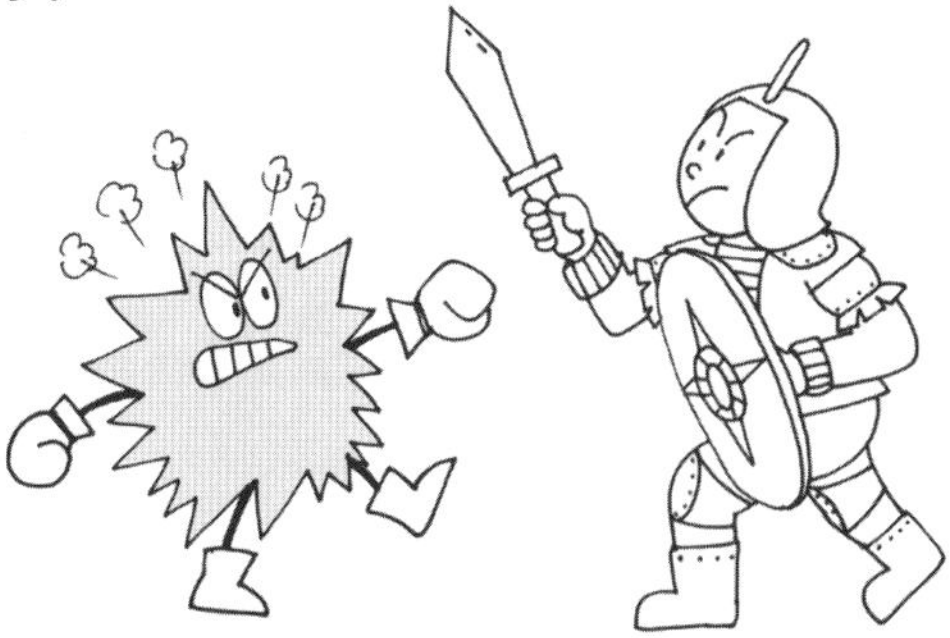

込みます。

一方、「ＨＬＡクラス２」の器に載せられたがん細胞の印はヘルパーT細胞が記憶します。そして憶えたがん細胞の印を見つけると、インターロイキン２やインターフェロンを放出し、樹状細胞活性化キラーTリンパ球の働きを助けます。これらのサイトカインはいわば樹状細胞活性化キラーTリンパ球の栄養剤なのです。

樹状細胞はＮＫ細胞と同様、体内をパトロールしながら敵を見つけるや前線で闘い、しかも部下にねらい打ちを指示し、栄養分まで出させる働きをしているというわけです。ＮＫ細胞同様とても頼りになると思われます。

ところが、頼りにするには樹状細胞の数はあまりにも少ないのです。

しかも、樹状細胞は前駆細胞といって未熟な状態で存在しており、がん細胞やウィルスなど外敵が侵入してきた時に成熟した樹状細胞となって現場に駆けつけるのです。つまり、敵がいない時は半人前の状態でパトロールをしていて、闘う段階になって一人前になるというわけなのです。

そして一人前、つまり成熟した樹状細胞になってこそ「がんの印」を教育できる教官としての役割や栄養剤を用意する役割をも担うことができるのです。

もし成熟した樹状細胞がたくさん存在していたら、もっと効率よくがん細胞をねらい打ちにできるかもしれません。

そうなればとにかく何でもやっつけるＮＫ細胞と、ねらい打ちの樹状細胞（樹状細胞活性化キラーＴリンパ球）の相乗効果が出るのではないでしょうか。

この考えに基づいて研究開発されたのが、複合免疫細胞療法です。

メカニズムと治療の流れ

それでは複合免疫細胞療法のメカニズムと治療の流れを見ていきましょう。

基本的には高度活性化ＮＫ細胞療法のメカニズムおよび治療の流れとほぼ同じといってもいいでしょう。

詳しい内容についてはすでに高度活性化ＮＫ細胞療法のところでご説明しましたので、ここではごく簡単にお話ししていくことにしましょう。

複合免疫細胞療法のメカニズム

免疫細胞の中で、直接的にがん細胞を攻撃するのは主に、ＮＫ細胞と抗原特異的キラーＴリンパ球（ＣＴＬ）です。

ＮＫ細胞の数を大幅に増やすと同時により活性化させる高度活性化ＮＫ細胞療法によって、ＮＫ細胞はパワフルにがん細胞を攻撃してくれます。

これにがん抗原を教育する能力を持つと同時にキラーＴリンパ球を誘導する働きを持つ「成熟した樹状細胞」をプラスすれば、抗原特異的キラーＴリンパ球もＮＫ細胞と同様、より効率よくがん細胞をねらい打ちしてくれます。これが複合免疫細胞療法のメカニズムです。

高度活性化ＮＫ療法で培養技術についてお話ししましたが、複合免疫細胞療法でもこの技術力を応用し駆使しています。

複合免疫細胞療法では樹状細胞を使って誘導した抗原特異的キラーＴリンパ球（ＣＴＬ）の増殖と培養方法を確立しました。

具体的には、一度の採血で患者さんの白血球から3種類の免疫細胞を培養し、3種類の免疫細胞療法を実施するということになります。

●複合免疫細胞療法のメカニズム

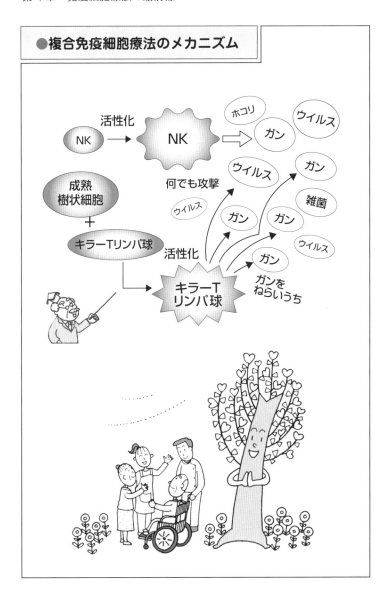

複合免疫細胞療法の治療の流れ

複合免疫細胞療法では、アフェレーシス（成分採血）という方法で治療に必要なリンパ球と単球を採取します。

その際、血液成分分離装置という高度な医療器械を使用します。患者さんから血液を採取し、その中からリンパ球と単球を多く含む成分を集め、それ以外の成分（赤血球・血小板・顆粒球など）は患者さんの体内へと再度戻していきます。

この作業にかける時間は約1時間です。苦痛を伴う作業ではありませんが、患者さんの状態によっては難しい場合もあります。

採取したのち、まず約1週間かけて単球から未成熟樹状細胞へ分化させます。そこにさまざまながん抗原のカクテルを使用して、成熟樹状細胞へと分化・誘導させます。

つまり、抗原やウィルスに接することで成熟した樹状細胞になるという樹状細胞の特徴を利用して、患者さんの体外で樹状細胞を育てているようなものです。

リンパ球からはＮＫ細胞を選び出し増殖させ、さらに活性化させます。このプロセスは高度活性化ＮＫ細胞療法でご説明した要領と同じです。

●複合免疫細胞療法

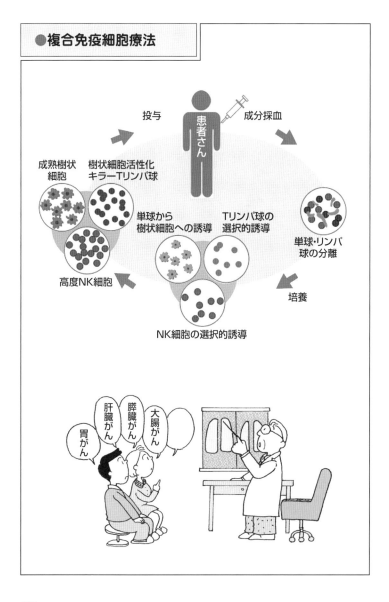

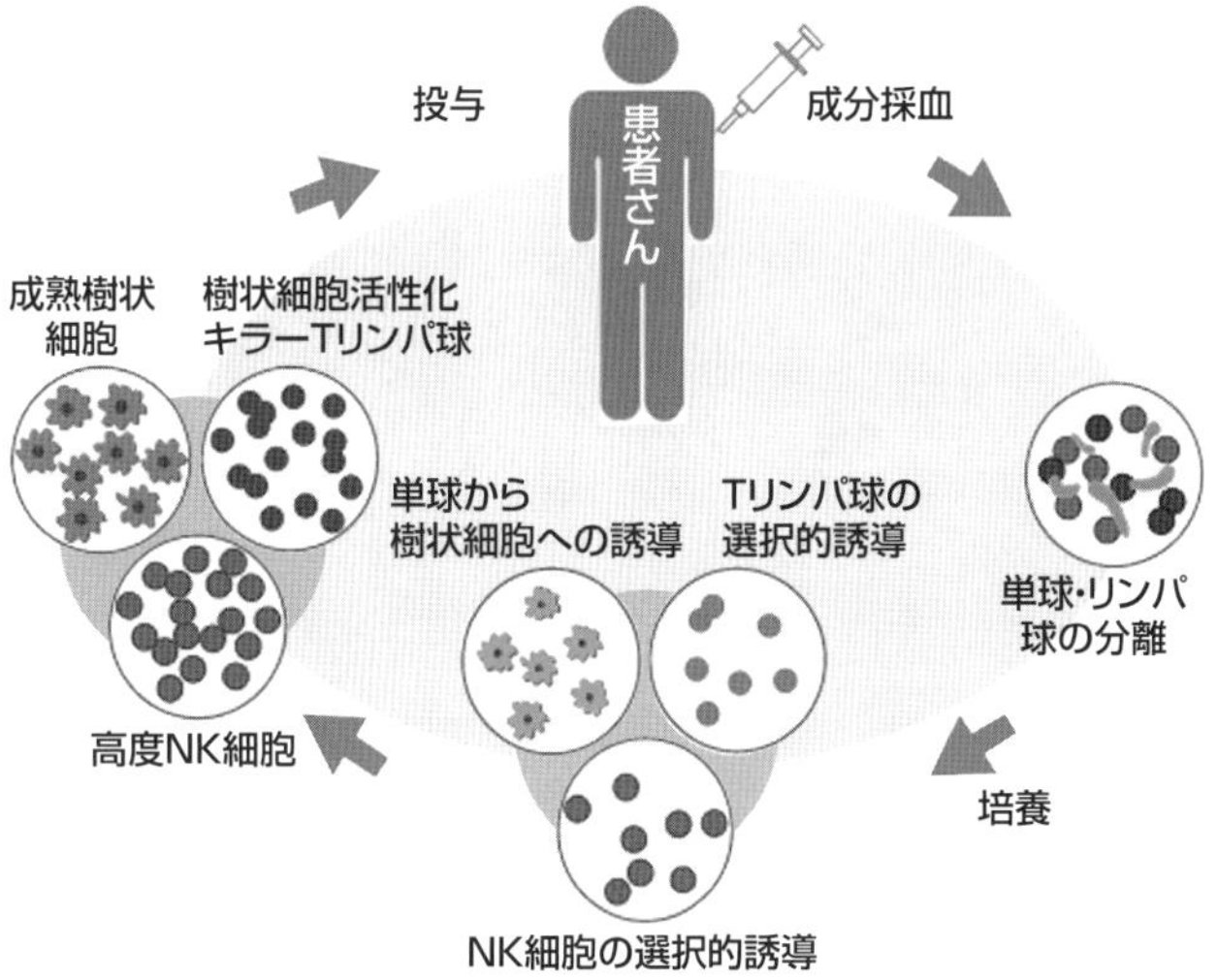
投与
成分採血
患者さん
成熟樹状細胞
樹状細胞活性化キラーTリンパ球
単球から樹状細胞への誘導
Tリンパ球の選択的誘導
単球・リンパ球の分離
高度NK細胞
培養
NK細胞の選択的誘導

胃がん
肝臓がん
膵臓がん
大腸がん

NK細胞は2～3週間かけて培養し、数百～数千倍に増殖させます。

ここで特異的キラーTリンパ球の分化・誘導とNK細胞の増殖・活性に1週間の時間差ができます。

成分採血から1週間後、まずがん細胞の特徴をしっかり覚え込んだ成熟樹状細胞を、患者さんの治療対象としているがんのリンパ節やリンパ節付近の皮内に注射します。

リンパ節まで到達した成熟樹状細胞は、Tリンパ球を教育し、抗原特異的Tキラーリンパ球（CTL）へと誘導します。こうして生まれた抗原特異的キラーTリンパ球は、さっそくがん細胞をねらい打ち始めます。

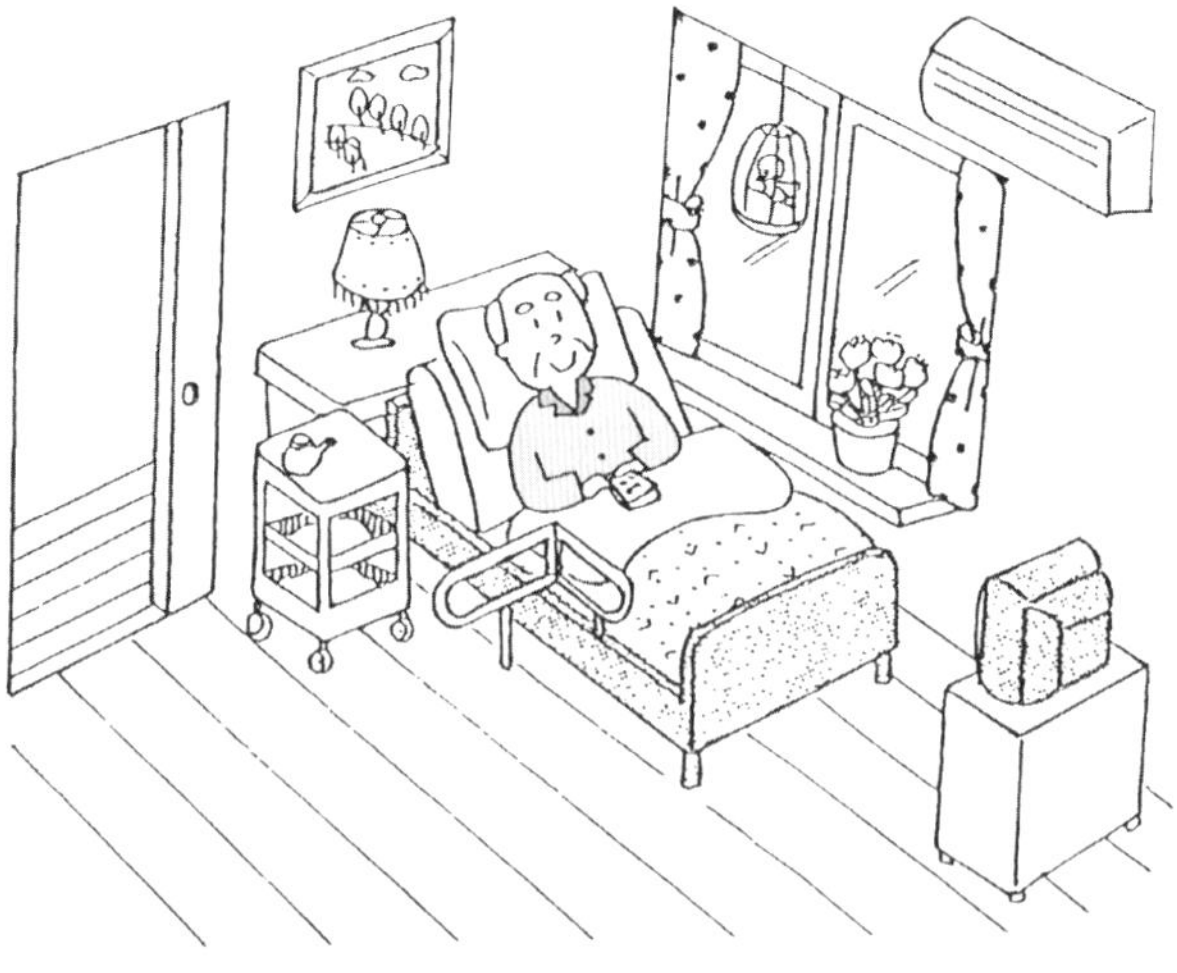

さらに１週間後、つまり成分採血から２週間後に、ちょうど数百～数千倍に増殖させたＮＫ細胞を患者さんの体内へ戻します。

すでに１週間前からがん細胞をねらい打ちしている抗原特異的キラーＴリンパ球を援護するように、ＮＫ細胞が強力な兵力として登場することになります。

さらに１週間後、リンパ球から分離・増殖させたＴリンパ球を成熟樹状細胞によって活性化させ、キラーＴリンパ球（ＣＴＬ）へと誘導させたものを患者さんの体内へ点滴します。この時、高度活性化ＮＫ細胞も一緒に点滴します。

こうして段階的に三つの増殖・活性化した免疫細胞を体内へ戻すことによって、がんをより的確に攻撃していくことが可能になるのです。

2 複合免疫細胞療法のメリット

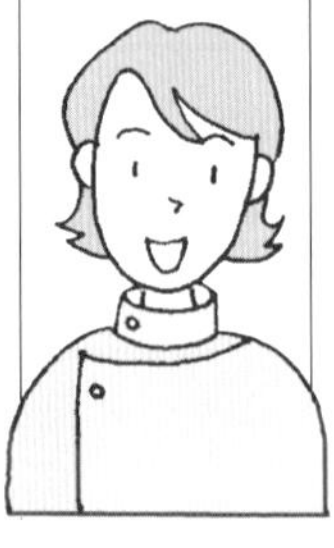

一度の採血で3種類の免疫細胞療法を受けられる

がん細胞を攻撃する主力ペアであるＮＫ細胞と抗原特異的キラーＴリンパ球を幅増員すると同時に活力をつけ、思う存分、がんをやっつけてもらう複合免疫細胞療法。

そのメリットをあらためて明確にしておきましょう。

複合免疫細胞療法は、高度活性化ＮＫ細胞療法を主軸に、樹状細胞療法（抗原特異的キラーＴリンパ球を誘導する療法）、ＤＡＫ療法（樹状細胞活性化キラーＴリンパ球療法）を組み合わせた免疫細胞療法です。３種類の免疫細胞療法のいいとこ取りをした療法ともいえるでしょう。

それぞれの療法をバラバラに受ける場合は、それに応じて採血も３回必要となりますが、複合免疫細胞療法の場合、一度の採血で３種類の免疫細胞療法を実施できます。患者さんに

C　O　L　U　M　N

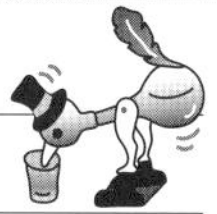

副作用の心配のない
体にやさしい治療です。

●拒絶反応やアレルギー反応の心配がない

　複合免疫細胞療法は患者さんご自身の血液から採取した免疫細胞を培養・活性化するため、拒絶反応やアレルギー反応の心配がありません。副作用の心配のない体にやさしい治療といえます。

　高度活性化ＮＫ細胞療法と同様、点滴後に発熱する場合がありますが、免疫反応によるものでまったく心配はいりません。多くの場合、１～２日後には平熱に戻ります。

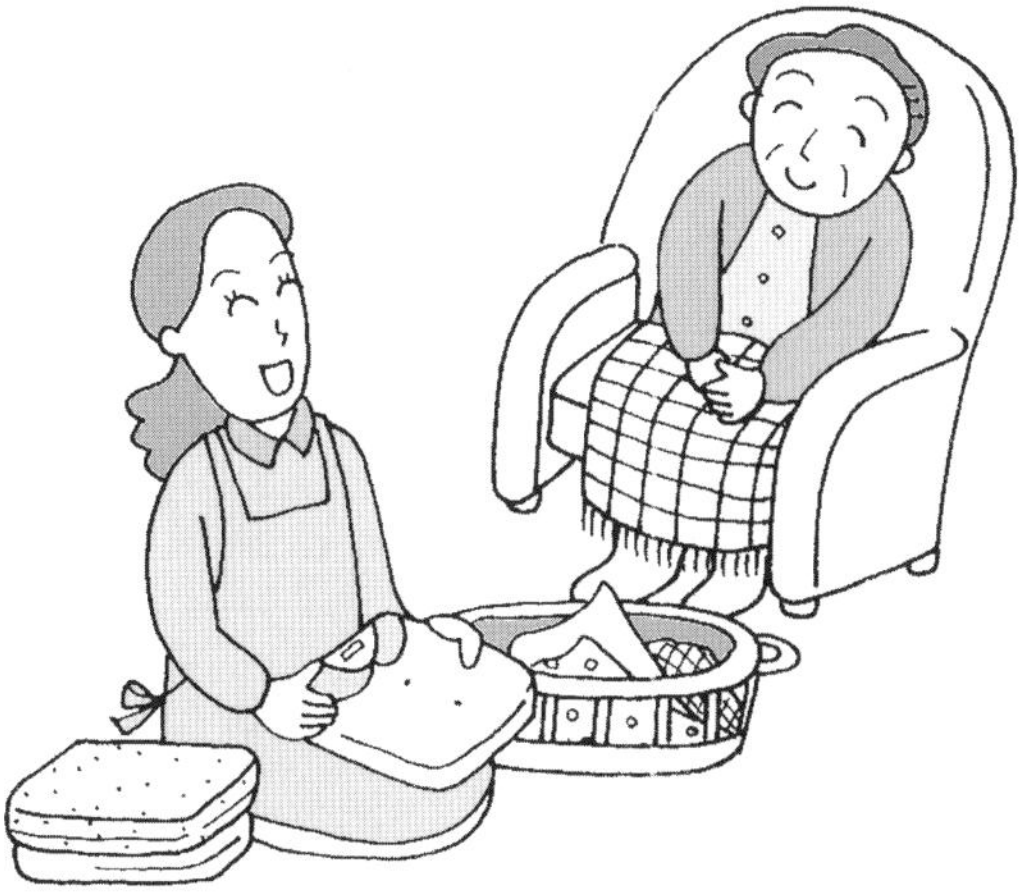

とっての負担軽減にもつながります。

副作用の心配がありません

患者さんご自身の血液から採取した免疫細胞を培養・活性化するため、拒絶反応やアレルギー反応の心配がありません。副作用の心配のない体にやさしい治療といえます。高度活性化NK細胞療法と同様、点滴後に発熱する場合がありますが、免疫反応によるものでまったく心配はいりません。多くの場合、1日程度で平熱に戻ります。

生活の質（QOL）を高く維持できます

複合免疫細胞療法は心身共に負担のかからないやさしい治療であると同時に、通院による治療が可能です。

副作用もなく、体調が極端に変調することはほとんどないため、患者さんはこれまで通りの生活を維持することができます。生活の質（QOL）を高く維持できる治療法だといえます。

相乗効果や副作用の軽減にも

抗がん剤治療や放射線治療など、標準治療のほとんどが強い副作用をもたらします。しかしこれらの治療法と併用することによって、双方の治療法に相乗的な効果が見られることがほとんどです。また、多くの患者さんが副作用の軽減を経験しています。

ここまで複合免疫細胞療法についてお話ししてきました。だいたいのところはご理解いただけたと思います。

免疫細胞療法が第四の治療法として注目される今、高度活性化ＮＫ細胞療法と同様、複合免疫細胞療法も多大な期待が寄せられています。

第5章

ここが知りたい免疫細胞療法 Q&A

今・すぐにわかる高度活性化
NK 細胞療法・複合免疫細胞療法

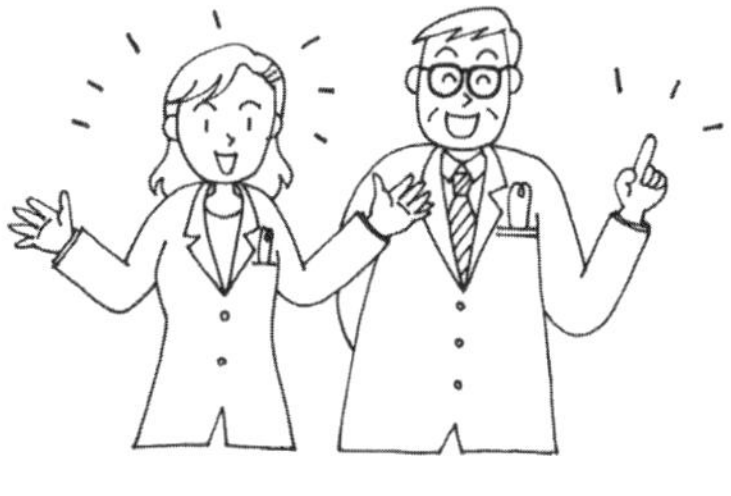

ここが知りたい 免疫細胞療法Q&A

~よく聞かれる患者さんの質問

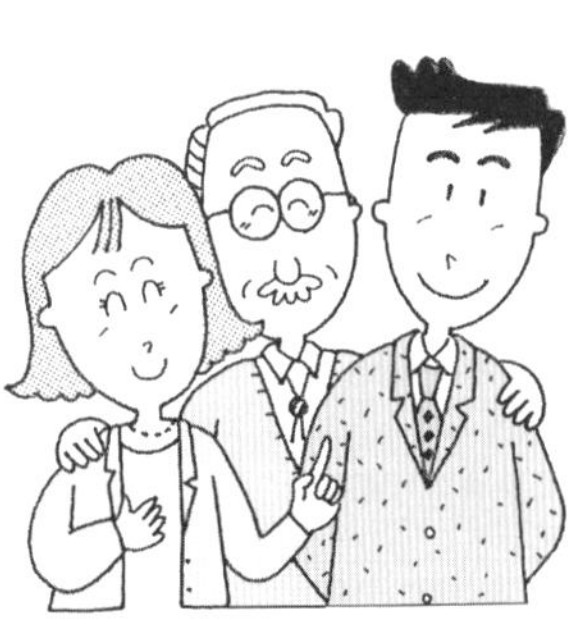

Q1 **免疫細胞療法とはどのような治療法ですか?**

A 免疫細胞療法は手術や抗がん剤、放射線など三大治療法のような「外的な力」を利用してがんを治療するのではありません。自己の免疫力、つまり「内的な力」をを利用してがんを治療するものです。

体力的な問題やつらい副作用の悩みがありません。免疫細胞療法は理想的ながん治療法として注目を集めております。

Q2 高度活性化ＮＫ細胞療法とはどのような治療法ですか？

A

高度活性化ＮＫ細胞療法は、患者さんから血液を50cc程採取し、最先端の科学的な培養技術で刺激・活性化し、２週間から３週間ほど無菌状態で数百～数千倍にＮＫ細胞を増殖させ、生理食塩水に溶かして再び静脈から患者さんの体内へ戻すという療法です。

培養後のＮＫ細胞の量は約20億個以上となります。これは健康な人が持っているＮＫ細胞の20倍に相当します。

なお、ＮＫ細胞の数値は目安であり、培養期間や患者さんの容態によって異なります。

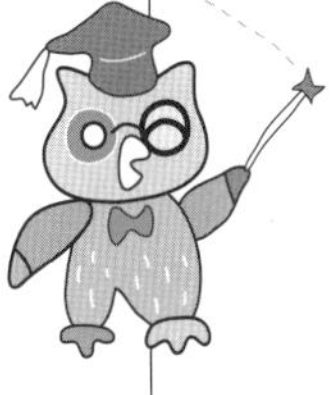

Q3 複合免疫細胞療法とはどのような治療法ですか？

A

複合免疫細胞療法は、最初に成分採血（アフェレーシス）を実施して、治療に必要な充分量のリンパ球と単球を採取します。単球から未熟樹状細胞へ分化させ、さまざまながん抗原のカクテルを使用して、成熟樹状細胞へと分化・誘導します。がん細胞の特徴であるがん抗原を把握した成熟樹状細胞を治療対象としているがんのリンパ節やリンパ節付近の皮内に注射します。次にリンパ球からＮＫ細胞の選択的活性・増殖を行い、高純度・高活性のＮＫ細胞を最終的には２～３週間の培養で、数百～数千倍に増殖させ、患者さんの体内へ点滴で戻します。同時に、リンパ球から分離させたＴリンパ球を増殖させつつ、がん細胞の特徴であるがん抗原を把握した成熟樹状細胞によってＴリンパ球を活性化しながらキラーＴリンパ球（ＣＴＬ）へと誘導させ、患者さんの体内へ点滴で戻します。

Q4 エビデンス（科学的根拠）はありますか？

A

免疫チェックポイント阻害剤であるオプジーボが保険適応になり、アメリカではＣＡＲ－Ｔ療法がＦＤＡの承認を受けている現在、免疫細胞療法にエビデンスがないというのはナンセンスな話で、古くはクレスチン、レンチナンやピシバニールという保険適応になった薬も存在しています。我々が行っている細胞培養による免疫細胞療法の効果については、国立がん研究センターがかつて、最高権威の雑誌であるランセットに、肝細胞癌の術後投与が生存率を高めることを示した論文を掲載しています。また、学会発表レベルではありますが、肺癌や膵臓癌についても同様の報告があります。

Q5 副作用はありますか？

A

ご安心ください。患者さんご自身の血液を採取し、増殖・活性化するため副作用の心配はありません。培養後の血液を投与した後に発熱することがありますが、免疫力が高まっている過程での発熱ですので心配はありません。

なお、発熱は個人差にもよりますが1日程度で治まります。

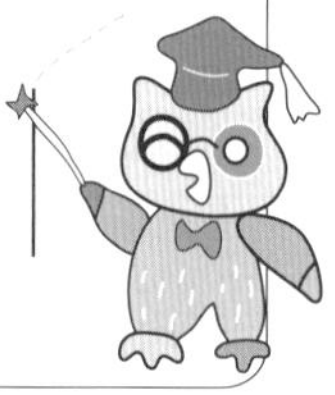

Q6 がんの部位によって有効性の違いはありますか？

A

有効性に大きな違いはないと考えられます。

一番重要とされるのは、患者さんの免疫細胞がどのような状態にあるかです。

免疫細胞の状態が良ければ治療効果も期待できますし、悪い状態であれば

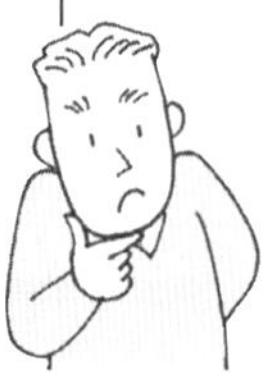

治療効果が現れるには時間を要することとなります。

Q7 他の治療との併用は可能ですか？

A

まったく問題ありません。

併用することでむしろ高い効果が期待できると考えられます。ただし、現在お受けになっている化学療法や放射線療法等との併用については、お互いの治療のタイミングを考慮する必要があります。

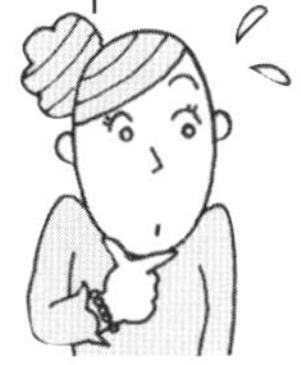

Q8 化学療法（抗がん剤等）や放射線療法との併用は可能ですか？

A

可能です。

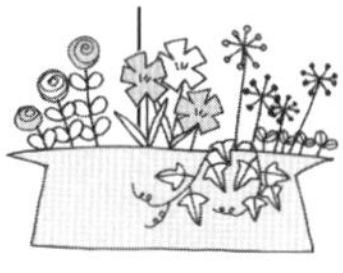

ただし、化学療法、放射線療法は、免疫細胞を含む正常な細胞にもダメージを与えてしまいますので、基本的には抗がん剤投与後２～３日ほど期間を空けてからの採血となります。

また、併用される場合は、主治医の先生および高度活性化NK細胞療法を実施しているクリニックに相談するとよいでしょう。

Q9　再発予防にと考えていますがどうですか？

A　有効性は高いと考えられます。

最近は、再発の予防を目的として受ける方が非常に増えてきています。

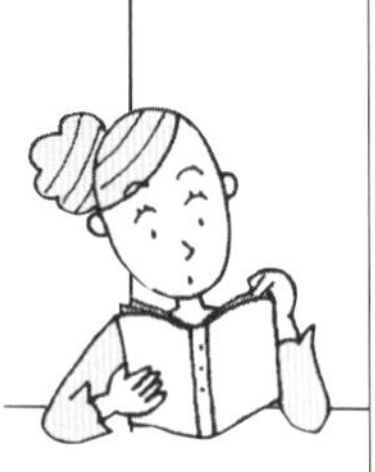

初診相談治療についてのQ＆A

Q1　初診相談には、必ず患者本人が行かないといけませんか？

A　基本的には患者さん本人が行くことが望まれますが、難しいようであればご家族のどなたかが代理でもかまいません。

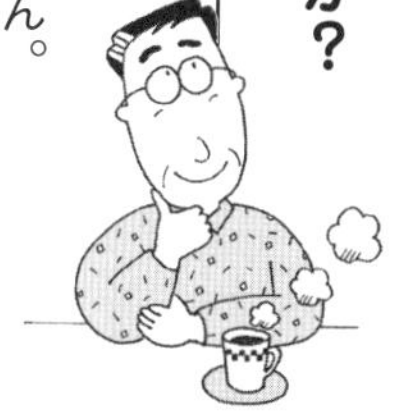

Q2　診察スケジュールはどうなりますか？

A　当クリニックでは完全予約制をとっております。まず、お電話にて初診のご予約をお願いいたします。初診時に問診、採血・培養の詳しいご説明及び費用のご説明をさせて頂いております。その後、治療へのご同意を頂いた上で治療の開始となります。

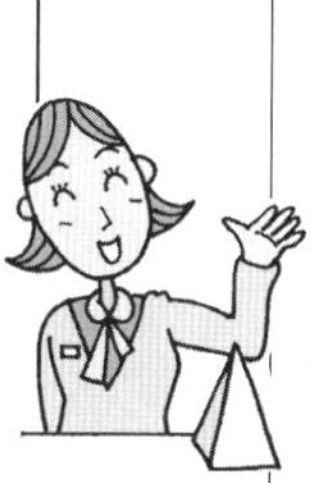

Q3 初診相談時に必要な物はありますか？

A

画像写真（CT・MRI・PET—CT）、一般採血結果（血液検査データ、腫瘍マーカー検査）、紹介状（診療情報提供書）、薬のリスト、手術を受けた方は術後の病理報告書のコピーも用意しましょう。

中には「担当の先生にはいいづらくて…」「嫌な顔されるんじゃ…」という方もいらっしゃるかとは思いますが、セカンドオピニオンという言葉が定着してきた今、担当の先生にお話いただければ問題なくデータをお借りできると思います。

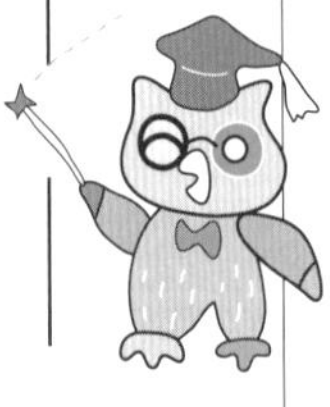

Q4 初診相談時に検査はありますか？

A 特別な検査はありません。

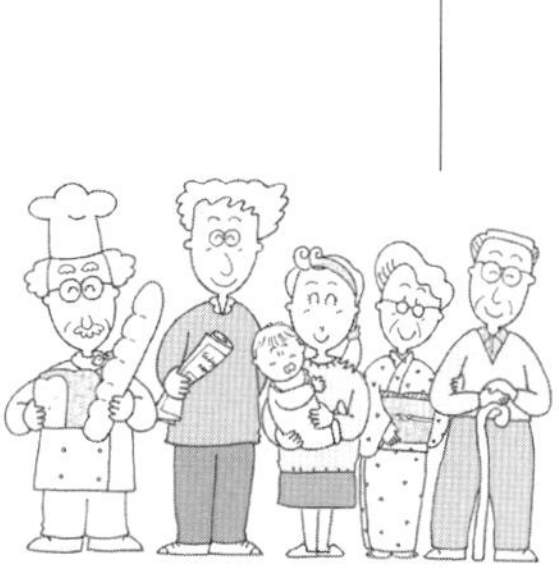

Q5 高度活性化NK細胞療法の治療（採血・投与）スケジュールはどうなっているのですか？

A 患者さんから採血した血液を2週間から3週間かけて培養・活性化し、点滴により投与します。

標準的な治療の場合、6回の治療（採血・投与）が1クールで、3カ月から4カ月の治療期間となります。

Q6 **通院できる状態ではないのですが、診療は可能ですか？**

A まずは、家族の方が相談に行くことをおすすめします。その後の治療（採血、投与）については、連携医療機関のクリニックでお受けいただくことも可能です。また、当クリニックから看護師が伺いましてご自宅で治療（採血・投与）を実施する方法もございます。可能な移動時間はクリニックからご自宅までが1時間以内を目安とお考え下さい。

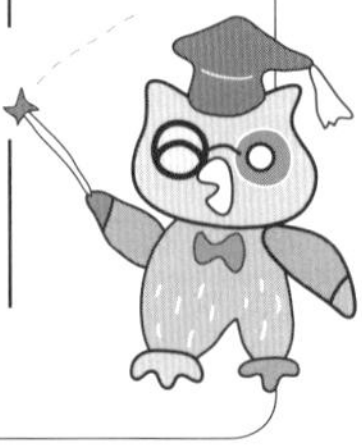

Q7 **健康保険は使えますか？**

A 保険外治療（自由診療）となります。

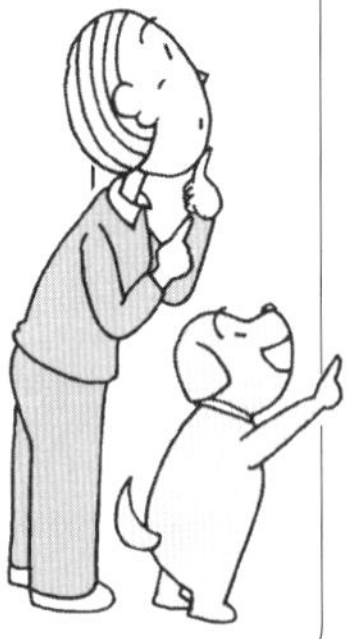

あとがき――高度活性化ＮＫ細胞療法は希望の治療

私は、がん治療に対して、外科療法・化学療法・放射線療法を含めた三大治療法以外の選択肢がないかを模索してきました。

そして、おのずと第四の治療法といわれる免疫細胞療法に行きつきました。

本文にもあるように、免疫細胞療法と一言でいっても、その種類はかなり多く、また効果もそれぞれ異なります。

一つひとつ検証していった結果、副作用がほとんどなく、また、どのような治療法との組み合わせも可能である高度活性化ＮＫ細胞療法が、現在最良のがん治療として最も有効であると考えるに至りました。

高度活性化ＮＫ細胞療法は、これからのがん治療の選択肢として、患者さんに大きな希望をもたらしてくれるものと確信しています。

また、複合免疫細胞療法は、がんの免疫細胞療法の中でも効果の高い３種類の免疫細胞療法を組み合わせた治療法として、高い注目を集めています。

複合免疫細胞療法も高度活性化NK細胞療法と同じく、副作用がなく、他の治療法と併用することができるというのが大きなメリットです。

いずれの治療法も併用することで相乗効果と副作用の緩和を測ることができる、「体と心にやさしい治療法」といえます。

こうした最先端の免疫細胞療法を一人でも多くの患者さんに提供できる日が来ることを、心から願っています。

医師としてがんと闘っていくという気持を患者さんと共に持ち、今後ますますがんとの闘いの歩みを進めていきたいと考えています。

がんを必要以上に怖がらなくていい時代が必ずやってくると私は確信しています。

本書が患者さんとご家族にとって希望を与えるものになってくれることを心から願いつつ、あとがきにかえさせていただきます。

二〇一八年　十二月 吉日

博多駅前クリニック院長　松本綾子

参考文献

『免疫革命』
安保　徹　著　　　　講談社インターナショナル

『体温免疫力』
安保　徹　著　　　　ナツメ社

『活性化した自分の血液でガンを治す』
大河原　真紀　著　　知道出版

監修者略歴

禹　雅祥（う・まさよし）

1959年生まれ。日本外科学会員。日本外科学会認定医。
1987年　群馬大学医学部卒業
1988年　東京医科歯科大学医学部附属病院第二外科
1989年　武蔵野赤十字病院　麻酔科
1990年　東京都立墨東病院　外科
1992年　越谷誠和病院
1993年　東京都立墨東病院　胸部心臓血管外科
1995年　東京医科歯科大学医学部附属病院第二外科
現在、日比谷内幸町クリニック院長

日比谷内幸町クリニック
〒105-0004　東京都港区新橋1-18-14　新橋MMビル3F
電話：0120-982-809

松本　綾子（まつもと・あやこ）

1976年4月20日生まれ。日本医師会認定産業医
2002年　琉球大学医学部医学科卒業
2002年　琉球大学医学部附属病院 第一内科
2003年　中頭病院 内科
2004年　九州大学大学院医学研究院
現在、博多駅前クリニック院長

博多駅前クリニック
〒812-0013　福岡県福岡市博多区博多駅東1丁目12-7
第13岡部ビル3F
電話：0120-941-505

【著者紹介】
石川　真理子

フリーランスライター。1966年、東京生まれ。
編集プロダクションを経て独立。医療、健康、ライフスタイル等を中心に取材・執筆活動を展開。自然療法や統合医療に詳しく、雑誌の特集や書籍などを精力的に手がけている。

自分のNK細胞を活性化してがんを治す
～がん臨床医が語る30人の改善症例～

発行日　2019年1月1日　第1刷
　　　　2023年7月18日　第3刷

定価　本体1200円+税
著者　石川真理子（いしかわ・まりこ）
発行所　株式会社青月社
〒101-0032
東京都千代田区岩本町3-2-1
共同ビル8階
TEL　03-6679-3496
FAX　03-5833-8664
印刷・製本　ベクトル印刷株式会社

©Marico Ishikawa 2019 Printed in Japan

ISBN978-4-8109-1327-9